Liehr

**Leber, Galle,
Bauchspeicheldrüse:
Wirksame Hilfe
bei Beschwerden**

Prof. Dr. med. Heinrich Liehr

Leber, Galle, Bauchspeicheldrüse: Wirksame Hilfe bei Beschwerden

- Alles über Untersuchungen, Behandlung und Ihren optimalen Speiseplan

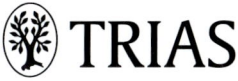

Die Deutsche Bibliothek –
CIP-Einheitsaufnahme
Ein Titeldatensatz für diese Publikation ist
bei Der Deutschen Bibliothek erhältlich.

Leserservice:

Wenn Sie Fragen oder Anregungen
zu diesem Buch haben, schreiben Sie uns:
TRIAS Verlag
Postfach 300504
70445 Stuttgart
oder besuchen Sie uns im Internet unter:
www.trias-gesundheit.de

Lektorat:
Stefan Vieregg M.A.

Umschlaggestaltung:
Cyclus · Visuelle Kommunikation, Stuttgart

Bildnachweis:
Umschlag: Stock Market (vorn),
Archiv DGE (hinten)

Wichtiger Hinweis:
Wie jede Wissenschaft ist die Medizin ständigen Entwicklungen unterworfen. Forschung
und klinische Erfahrung erweitern unsere
Erkenntnisse, insbesondere was Behandlung
und medikamentöse Therapie anbelangt. Soweit in diesem Werk eine Dosierung oder eine
Applikation erwähnt wird, darf der Leser zwar
darauf vertrauen, dass Autoren, Herausgeber
und Verlag große Sorgfalt darauf verwandt
haben, dass diese Angabe **dem Wissensstand
bei Fertigstellung des Werkes** entspricht.
Für Angaben über Dosierungsanweisungen
und Applikationsformen kann vom Verlag jedoch keine Gewähr übernommen werden. **Jeder Benutzer ist angehalten,** durch sorgfälti-
ge Prüfung der Beipackzettel der verwendeten Präparate und gegebenenfalls nach Kon-
sultation eines Spezialisten festzustellen, ob
die dort gegebene Empfehlung für Dosierun-
gen oder die Beachtung von Kontraindikatio-
nen gegenüber der Angabe in diesem Buch
abweicht. Eine solche Prüfung ist besonders
wichtig bei selten verwendeten Präparaten
oder solchen, die neu auf den Markt gebracht
worden sind. **Jede Dosierung oder Applikation erfolgt auf eigene Gefahr des Benutzers.**
Autoren und Verlag appellieren an jeden Benutzer, ihm etwa auffallende Ungenauigkei-
ten dem Verlag mitzuteilen.

Dieses Buch wurde in der neuen deutschen
Rechtschreibung verfasst.

Gedruckt auf chlorfrei gebleichtem Papier

© 1999 Georg Thieme Verlag, Stuttgart
© 2002 TRIAS Verlag in MVS Medizinverlage
Stuttgart GmbH & Co. KG
Printed in Germany
Satz: Fotosatz H. Buck, Kumhausen
Druck: Druckhaus Götz, Ludwigsburg

ISBN 3-8304-3025-6   3 4 5 6

● **Patientenselbsthilfe und Adressen**   179

● **Schlusswort**   181

● **Fremdwörterverzeichnis**   182

● **Stichwortverzeichnis**   185

Zu diesem Buch

Die Leber, die Galle und die Bauchspeicheldrüse liegen nicht nur räumlich dicht in der Bauchhöhle beieinander, sondern sie arbeiten als »Dreiergespann« bei der Nahrungsaufbereitung und Nährstoffverteilung eng zusammen. So können sich Erkrankungen eines dieser Organe je nach Art und Schwere auf die harmonische Zusammenarbeit aller drei auswirken – zum Nachteil des betroffenen Patienten.

Die Krankheiten, die im Zusammenhang mit Leber, Galle und Bauchspeicheldrüse auftreten können, sind sehr vielgestaltig und reichen von Funktionseinbußen, beispielsweise einer verminderten Enzymproduktion der Bauchspeicheldrüse, über Infektionen der Leber – die verschiedenen Hepatitisformen –, über Gallensteine bis hin zu Tumoren und Organzerfall. In der Praxis zeigt es sich häufig, dass viele Patienten Schwierigkeiten haben, das Ausmaß, oft aber auch die Geringfügigkeit ihrer Gesundheitsstörungen zu verstehen, da ihnen die normalen Verhältnisse des erkrankten Organs weder in Form noch in Feinbau und Funktion genügend bekannt sind. Diese Informationslücke will nun das vorliegende Buch füllen: Nach der Lektüre dieses Ratgebers werden Sie Ihre Erkrankung besser einschätzen können, Sie werden Ihren behandelnden Arzt besser verstehen können und Einsicht in seine ärztlichen Maßnahmen und Empfehlungen gewinnen. Das Buch versteht sich jedoch nicht als eine Anleitung zur Selbstdiagnose und -behandlung! Es soll aber auch darauf verwiesen werden, dass es zwar Grundsätze einer Therapie für Erkrankungen der Leber, der Galle und der Bauchspeicheldrüse gibt, die in diesem Buch erläutert werden, dass es aber auch für den behandelnden Arzt ebenso viele Notwendigkeiten gibt, diese Therapieformen abzuändern, wenn es die persönliche Situation des Patienten erfordert.

Dieser Ratgeber liegt nun in der 14. Auflage vor und ist vollständig überarbeitet und aktualisiert worden. Es wurden Neuerungen in der Diagnostik und der Behandlung der verschiedenen Erkrankungen berücksichtigt, ebenso moderne Entwicklungen bei Hepatitisinfektionen, deren Therapie sowie die Transplantationsmedizin.

Saarbrücken, im Dezember 2001 H. Liehr

Leber

Wie ist die Leber aufgebaut?

Die Leber ist ein zweilappiges Organ, das im rechten Oberbauch unterhalb des Rippenbogens liegt, deren kleinerer linker Lappen aber bis in den linken Oberbauch hineinreicht. Die Leber ist bei Erwachsenen etwa 1,5 Kilogramm schwer.

Pfortadersystem: Die Leber ist nach dem Gehirn das am stärksten durchblutete Organ im Körper. Dabei ist entscheidend, dass sie auf zwei Wegen mit unterschiedlichen Arten von Blut aus dem Körper beliefert wird: Über die sog. *Pfortader* wird der Leber Blut direkt aus dem Darm zugeleitet, das alle Nährstoffe enthält, die bei der Aufspaltung der Nahrung in Magen und Darm entstanden sind. Das *Pfortadersystem* lässt sich in seinem Aussehen mit einem buschigen Kugelbaum vergleichen: Seine Wurzeln liegen im Darmgebiet, die dort über die Darmzotten (fingerförmig ausgestülpte Bereiche der Darmwand) die Nahrungsbestandteile in das Pfortadersystem aufnehmen. Das weit verzweigte Wurzelwerk vereinigt sich dann zum Pfortaderstamm, der nach kurzem Verlauf in die Leber eintritt und sich dort wie eine Baumkrone stark verzweigt. Die Blätter sind die Leberzellen (s. u.). Wie Sie später noch erfahren werden, besteht die Hauptaufgabe der Leber darin, diese aus dem Darm angelieferten Nährstoffe zu verstoffwechseln, d. h., die Leber erhält über die Pfortader ihr »Arbeitsmaterial«, immerhin etwa einen Liter pro Minute! Man nennt dieses Blut auch »Arbeitsblut«.

Leberarterie: Über die *Leberarterie* (Leberschlagader) wird das Organ mit sauerstoffreichem Blut versorgt, das zur Ernährung und Sauerstoffversorgung des eigenen Gewebes dient. Verglichen mit einem modernen Industriebetrieb, liefert der Pfortaderstrom Rohstoffe, und die Leberarterie führt die Energie für die Produktion zu. Über die Lebervenen verlassen die veredelten Produkte den Industriebetrieb in den großen Blutkreislauf.

Leberläppchen: Das große Organ Leber besteht im Feinaufbau aus einer riesigen Anzahl von *Leberläppchen*, die jeweils etwa 1–2 mm groß sind. Es

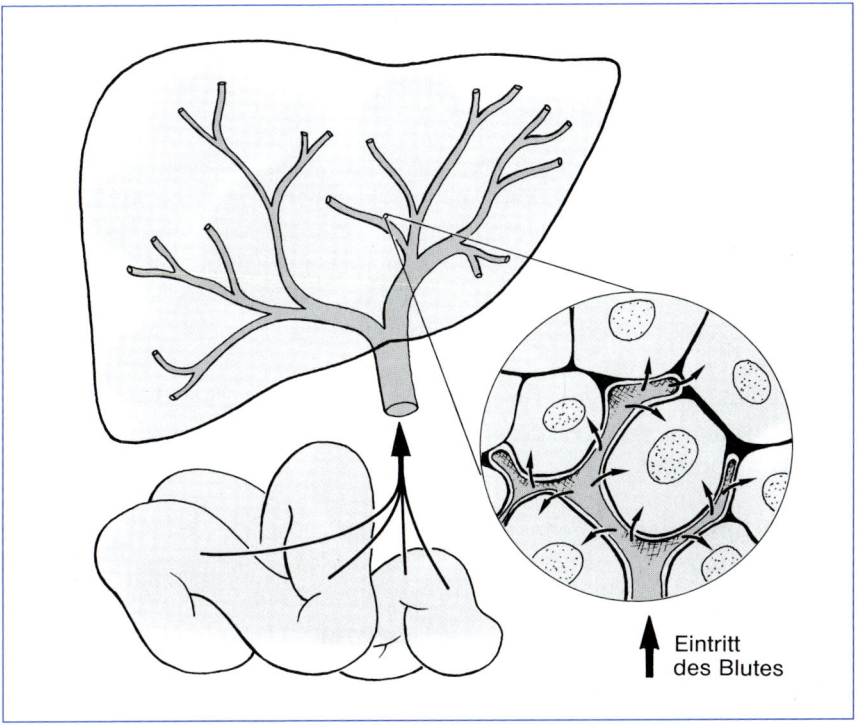

Eintritt
des Blutes

Abb. 1: Schematische Darstellung des Pfortaderstromgebietes. Das zuleitende Blutsystem entspringt im Darmgebiet, sammelt sich zum Stamm (Pfortader), welcher in
die Leber eintritt und sich dort sofort wieder aufzweigt. Die Verzweigungen enden in
Spalträumen zwischen den Leberzellen, den Lebersinusoiden (Ausschnittvergröße-
rung Bild rechts), wo ein enger Kontakt zwischen Leberzelle und Blut möglich wird.
Hier finden die Aufnahme der wertvollen – aber unaufbereiteten – Stoffe aus dem
Darmgebiet in die Leberzelle und die Abgabe aufbereiteter Stoffe aus der Leberzelle
ins Blut statt.

liegen meist zwei dieser Leberläppchen in Schichten übereinander, den
Spalt, der sich dazwischen befindet, bezeichnen wir als *Lebersinusoid*. Die
Sinusoide sind mit Blut gefüllt, und zwar mischt sich hier das nährstoff-
reiche Blut aus der Pfortader mit dem sauerstoffbeladenen Blut aus dem
großen Kreislauf. Unter dem Mikroskop betrachtet, besteht jedes Leberläppchen noch aus kleineren Baueinheiten, den *Leberzellen*, die man auch
als *Parenchymzellen* bezeichnet. Im Vergleich zu anderen Zellen im Körper
sind die Leberzellen recht groß und haben eine charakteristische würfel-

förmige Gestalt. Die Leberzellen sitzen wie Blätter an den Verästelungen des Pfortadersystems, sodass jede dieser Leberzellen direkten Kontakt mit dem dort transportierten Arbeitsblut hat, aber auch über die Leberarterie mit Sauerstoff versorgt wird.

Wie alle anderen Zellen enthalten die Leberzellen auch einen Zellkörper und einen Zellkern. Außerdem verfügen sie über eine Reihe von »Arbeitsstoffen«, die wir in der Medizin *Enzyme* oder *Fermente* (ein älterer Ausdruck) nennen. Eine wichtige Gruppe dieser Enzyme sind die *Transaminasen*, die für den Eiweißstoffwechsel wichtig sind. Wir werden ihnen später bei den Untersuchungsmöglichkeiten der Leber wieder begegnen.

Sternzellen: Neben den Parenchymzellen besteht die Leber noch aus vielen so genannte *Sternzellen*, auf deren Funktion wir später noch zu sprechen kommen.

Fettspeicher-Zellen, so genannte ITO-Zellen: Hierbei handelt es sich um ein Zellsystem, das zwischen der Wand der Läppchengefäße (Sinusoid) und den Leberzellen liegt. Die Funktion dieser Zellen war zunächst nicht bekannt, obwohl sie anatomisch erkannt waren (von dem Japaner ITO). Heute wissen wir, dass sie die Entwicklung von krankhaftem Bindegewebe in der Leber auslösen können und ihre Aktivierung z. B. für die Entwicklung einer bindegewebigen Durchsetzung der Leber (Leberzirrhose) von ausschlaggebender Bedeutung ist.

Gallengangsystem: Immer in dem Bereich, wo zwei Leberzellen aneinander stoßen, bildet sich durch eine kleine halbmondförmige Einbuchtung an dieser Stelle ein röhrenförmiges Element. Dies ist der Anfang des *Gallengangsystems*. So bildet die Leber die Gallenflüssigkeit, die bei der Verdauung über die Gallenblase in den Darm abgegeben wird. Die *Gallenflüssigkeit* enthält sowohl Verdauungssäfte als auch Giftstoffe, die über die Leber ausgeschieden und in den Darm transportiert werden. So unscheinbar der Anfang der Gallengänge auch aussehen mag, es handelt sich um ein hoch differenziertes Organgebilde (s. Abb. 2). In starker Vergrößerung erkennt man zottenförmige Wandausstülpungen, die in die feinen Gallenkanäle hineinragen (so genannter Gallepol). Sind diese zerstört, ist auch die Gallenausscheidung über die Leber nicht mehr gewährleistet. An den Berührungspunkten zweier Leberzellen haben die Gallengänge also ihren Ursprung. Am Rande des Leberläppchens finden sich kleine Sammelröhren, die die Galle aus dem Läppchen aufnehmen. Sie vereinigen sich zu fast fingerdicken Gallengängen, die dann den *Haupt-*

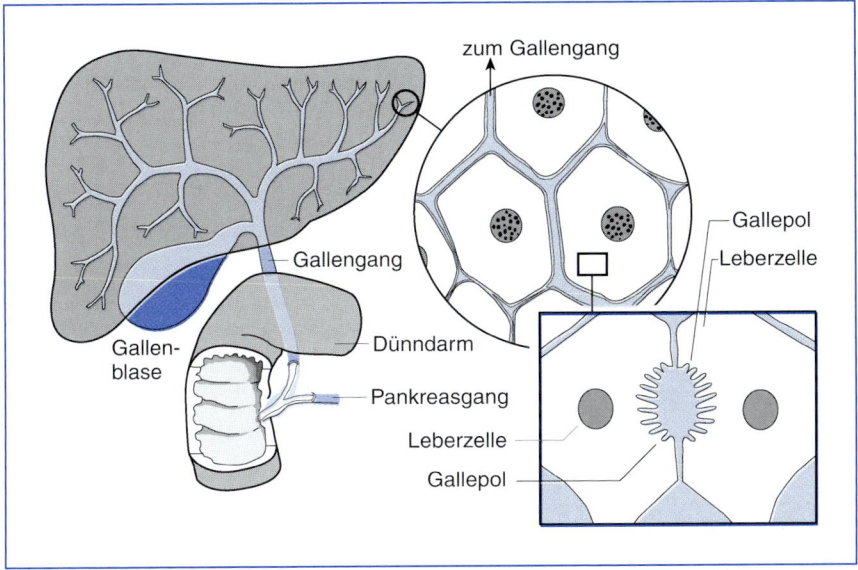

Abb. 2: Schematische Darstellung des Gallengangsystems. Das Gallengangsystem beginnt an den Leberzellzwischenräumen in Form von kleinen Spalten (Gallepol), die sich zum Gallengang sammeln. Dieser führt die Gallenflüssigkeit zum Darm, vorher bildet er eine Art Blindsack, die Gallenblase (auf dem Bild links abgehend). Hier wird die Gallenflüssigkeit gespeichert und eingedickt.

gallengang (Ductus choledochus) bilden. Etwa in der Mitte des Hauptgallenganges mündet die *Gallenblase*. Diese hat die Aufgabe, die Gallenflüssigkeit einzudicken und zu speichern, damit im Bedarfsfall, etwa bei Mahlzeiten, ausreichend Gallenflüssigkeit zur Verfügung gestellt werden kann. Der Hauptgallengang mündet dann über die so genannte Vater'sche Papille in den oberen Zwölffingerdarm. Die Papillenöffnung verfügt über einen Verschlussmechanismus, damit kein Darminhalt in das Gallengangsystem übertreten kann.

Zentralvene: Aus anatomischer Sicht ist also die kleinste funktionelle Einheit der Leber das Leberläppchen, das einen wohlgegliederten Verband aus Leberzellen mit Gefäßen und Gallengängen darstellt. In der Mitte jedes Läppchens liegt die *Zentralvene*. Diese ist der Anfang des Kanalsystems, mit dem das Blut wieder aus der Leber abgeleitet wird. Die Zentralvenen vereinigen sich zu immer größeren Gefäßen, die letztendlich die Lebernerven bilden, welche dann kurz unterhalb des Zwerchfells über die untere Hohlvene in den großen Blutkreislauf münden.

Zur besseren Festigkeit ist die Leber von einem dichten Netz von Binde- und Stützgewebe durchzogen, in das die eigentlichen Leberzellen, die Sternzellen und die verschiedenen Blut- und Gallengefäße eingelagert sind. Dieses Gewebe wird uns bei verschiedenen Erkrankungen der Leber wieder begegnen.

Von außen ist die Leber durch eine feste Bindegewebskapsel umschlossen, die das Organ an Ort und Stelle fixiert. Diese Bindegewebskapsel ist der einzige Anteil der Leber, der mit schmerzsensiblen Nerven versorgt ist. Leberschmerz entsteht also immer dann, wenn die Leberkapsel verletzt (z. B. bei einer Leberpunktion) oder gedehnt (z. B. bei einer die Leber vergrößernden Fettleber) wird.

Welche Funktionen hat die Leber?

Die Funktionen der Leber lassen sich in zwei Gruppen zusammenfassen:

- Sie ist das wichtigste *Stoffwechselorgan* im Körper. Sie hat vielfältige Aufgaben im Kohlenhydrat-, Eiweiß- und Fettstoffwechsel, d. h., sie arbeitet alle mit der Nahrung angelieferten Nährstoffe auf und ist gleichzeitig für die Neutralisierung von Giften, die im Körper bei den Stoffwechselvorgängen entstehen oder mit der Nahrung aufgenommen werden, verantwortlich.
- Sie ist ein wichtiges *Ausscheidungsorgan*. Auf der einen Seite scheidet sie die für die Aufspaltung der Nahrung notwendigen, in ihren Zellen gebildeten Verdauungssäfte aus (Gallensaft), und auf der anderen Seite gibt sie Unbrauchbares (Stoffwechselschlacken etc.) in den Körper ab, sodass diese Stoffe dann über den Darm oder die Nieren ausgeschieden werden können.

Entsprechend diesen in zwei Richtungen zielenden Leistungen finden wir auch zwei Transportwege:

1. den Blutweg, die Lebervenen, die dem Organismus die in der Leber aufbereiteten Nährstoffe und den Nieren die harngängigen Abbauprodukte über den großen Kreislauf zuführen, und
2. das Gallensystem, das in den Darm mündet, und gallengängige Schlackenstoffe und Verdauungssäfte ableitet.

Diese Einteilung in die beiden hauptsächlichen Funktionen der Leber soll das Verständnis erleichtern, wenn im Folgenden die Einzelheiten zur Leberfunktion etwas näher besprochen werden.

Stoffwechselfunktion

Die Stoffwechselleistungen der Leber sind vielfältig. Sie hat eine zentrale Funktion beim *Eiweiß- und Kohlenhydratumsatz*.

Bluteiweißkörper: Die Nahrungsbestandteile, die vom Darm her aus der Nahrung in schon vorbereiteten Bruchstücken (durch die Einwirkung von Verdauungssäften) über die Pfortader zur Leberzelle gelangen, werden für komplizierte chemische Umsetzungen zum Aufbau hochwertiger körpereigener Substanzen benötigt. Solche körpereigenen Substanzen sind die *Bluteiweißkörper*, die dem Organismus als Nahrung dienen und mit deren Hilfe lebensnotwendige Stoffe auf dem Blutweg an andere Zellen herangebracht werden (Transporteiweiße). Weiter baut die Leber Bluteiweißkörper auf, die für gewisse Funktionssysteme im Organismus erforderlich sind, so u. a. die Eiweißkörper für die Blutgerinnung.

Glykogen: Der aus dem Darm aufgenommene Zucker (Kohlenhydrate) wird in der Leber in Form von *Glykogen* abgelagert. Glykogen ist die hoch vernetzte Speicherform von Zucker und besteht aus vielen einzelnen Zuckerbausteinen. Durch diese Zuckerspeicherung steht dem Organismus immer eine ausreichende Menge Zucker zur Verfügung, auch wenn einmal mangels Angebot mit der Nahrung weniger Zucker aufgenommen wird als benötigt. Zur Zellernährung müssen diese wichtigen Substanzen nämlich in gleichmäßigem Fluss an das Blut abgegeben werden. Die Speicherkapazität für Glykogen in der Leber ist allerdings beschränkt. Übersteigt daher das Zuckerangebot die Zuckerspeicherfunktion der Leber, so werden Kohlenhydrate in Fette umgewandelt und direkt an das Blut abgegeben, das sie seinerseits an die Fettdepots des Körpers zur Speicherung transportiert. Oder das Fett wird in den Leberzellen abgelagert; diese vergrößern sich, damit auch das gesamte Organ, und es entwickelt sich eine ernährungsbedingte Fettleber.

Giftstoffe: Aus dem Darm fließen der Leber aber nicht nur hochwertige Nahrungsbestandteile zu, sondern auch *Giftstoffe*, die während des Verdauungsprozesses entstanden sind oder bereits als solche dem Organismus zugeführt werden. Diese Gifte werden in der Leber chemisch so verändert, dass sie für den Körper nicht mehr schädlich sind. Sie werden dann entweder an das Blut abgegeben und verlassen über die Niere den Organismus oder werden der Gallenflüssigkeit beigemischt und verlassen über den Darm den Körper. Gifte dieser Art können Stoffwechselprodukte der Darmbakterien sein, von denen in den letzten Jahren dem Ammoniak eine besondere Bedeutung zugemessen wurde. Dieser Substanz werden wir noch bei der Besprechung der Leberzirrhose begegnen.

Beachte

Im weitesten Sinne lassen sich auch *Arzneimittel* mit dem Begriff »Gifte« in Verbindung bringen. Fast alle Medikamente, die wir kennen, werden der Leber zur Bearbeitung zugeführt. Oft entstehen erst aus diesem Bearbeitungsprozess Produkte, die eine Heilwirkung im Körper entfalten.

Neben den Leberzellen bestimmen auch die Sternzellen einen wichtigen Funktionsbereich der Leber. Diese Sternzellen, die etwa ein Zehntel des Lebergewichtes ausmachen, sind der größte Teil unseres *unspezifischen Abwehrsystems* (= von spezifischen, von Lymphozyten gebildeten Antikörpern unabhängig) für partikelförmige Schadstoffe, Bakterien und deren Gifte. Die Zellen haben direkten Kontakt zu den Bluträumen und werden somit dauernd vom die Leber durchströmenden Blut umspült. Die Zellen haben eine hohe Empfindlichkeit, Fremdstoffe zu erkennen, lagern diese in Bruchteilen von Sekunden an ihre Zelloberfläche an, transportieren sie durch Einstülpungen in das Zellinnere und bauen sie ab. Da eine solche unspezifische Infektabwehr Teil unseres allgemeinen Schutzes gegen Infekte ist (Immunsystem), ist die Leber nicht nur ein Stoffwechselorgan, sondern auch ein *immunologisches Organ*.

Ausscheidungsfunktion

Gallensäuren: Eine weitere wichtige Funktion übt die Leber als Ausscheidungsdrüse aus. Dazu produziert die Leber Gallensaft. Mit ihm werden nicht nur Schlackenstoffe in den Darm ausgeschieden, sondern durch seinen Gehalt an Gallensäuren trägt er zur ordnungsgemäßen Aufnahme von Nahrungsfett aus dem Darm bei. Der Organismus kann nämlich nur solche Stoffe aufnehmen, die in Wasser lösbar sind. Von Fetten wissen wir aber, dass sie normalerweise nicht wasserlöslich sind und sich somit in ihrer ursprünglichen Form für die Nahrungsaufnahme durch den Darm nicht eignen. Dieses Problem lösen nun die *Gallensäuren*, die einzelne Fettmoleküle so umschließen, dass sie wasserlöslich werden und durch die Darmzotten in die Blutbahn gelangen können. Auch andere Stoffe erhalten ihre Wasserlöslichkeit durch die Gallensäuren und können so über die Gallenflüssigkeit ausgeschieden werden. Insbesondere handelt es sich hierbei um das Cholesterin. Übersteigt aus irgendwelchen Gründen der Cholesteringehalt der Galle den für die Löslichkeit notwendigen Anteil an Gallensäuren, so kann Cholesterin auskristallisieren. Dies wäre der Anfang eines Gallensteinleidens, auf das wir später zu sprechen kommen werden.

Bilirubin: Der Gallensaft enthält weiterhin *Bilirubin*. Dies ist ein gelber Farbstoff, der ursprünglich aus dem roten Blutfarbstoff stammt, dem *Hämoglobin*. Zerfallen gealterte rote Blutkörperchen, so wird dieser Farbstoff frei und gelangt über die Pfortader in die Leber. In der Form aber, wie er aus den roten Blutkörperchen frei wird, kann er nicht ausgeschieden werden, denn ihm fehlt die Wasserlöslichkeit. Dies bewerkstelligt nun die Leberzelle durch chemischen Umsatz, indem sie den Farbstoff als Bilirubin in die Gallenflüssigkeit ausscheidet. Bilirubin ist über weitere Unterstufen verantwortlich für die Braunfärbung des Stuhls.

Ikterus: Ist die Ausscheidungsfunktion der Leberzelle durch einen krankhaften Prozess gestört, so wird das Bilirubin nicht in die Gallengänge, sondern in das Blut abgegeben, wo es nun, je nach Schwere der Leberzellenschädigung, in größerer oder kleinerer Menge kreist, teilweise sich in den einzelnen Organen ablagert, teilweise über die Nieren ausgeschieden wird. Als sichtbares Zeichen färben sich dann Augenweiß und Haut gelb, der Urin dunkelbraun. Wir haben eine *Gelbsucht*, den *Ikterus*, vor uns. In diesem Fall sprechen wir von einem *Leberzellikterus*. Ist nun das Gallengangsystem verschlossen oder eingeengt, staut sich Bilirubin in den Gallenwegen auf und tritt ebenfalls in das Blut über. Das Resultat in diesem Fall ist ein *Gallengangikterus*. In beiden Fällen wird aber kein Bilirubin in den Darm ausgeschieden, sodass der Stuhl hell bleibt. Bei der Besprechung der einzelnen Krankheitsbilder werden wir diese Symptome wieder finden.

Aus dem bisher Gesagten wird deutlich, dass die Leber hauptsächlich ein Stoffwechselorgan ist. Sie bereitet die Nahrung auf und sorgt dafür, dass die Nahrungsbestandteile den anderen Zellen im Organismus zugänglich werden. Auch ist sie dafür verantwortlich, dass Abfallprodukte ausgeschieden werden und dass Giftstoffe entweder den Organismus gar nicht erreichen oder ihn in entgifteter Form wieder verlassen können. Sie hilft mit ihrer Gallensekretion außerdem, wasserunlösliche, aber für den Körper wichtige Bestandteile aus der Nahrung aufzunehmen. Eine Gelbsucht (Ikterus) bedeutet daher im Krankheitsfall einen deutlichen und ernst zu nehmenden Hinweis auf eine Leberfunktionsstörung, also auf einen teilweisen oder, im schwereren Fall, auch völligen Funktionsausfall der Leber. Diese Beurteilung hat u. a. Bedeutung für die Notwendigkeit einer Leberersatztherapie (Lebertransplantation).

Funktion des Leberstützgewebes: Um allen diesen Funktionen gerecht zu werden, besitzt die Leber einen besonderen feingeweblichen Aufbau. Wie in jedem Organ, so ist auch in der Leber ein Flechtwerk von Stütz- und Bindegewebe zu finden, in dem sich die Leberzellen, die Blutgefäße und die Gallengänge anordnen. Dieses Bindegewebswerk würde kaum erwähnt werden, wenn es sich nicht bei bestimmten Erkrankungen, insbesondere bei chronischen Entzündungen, vermehren und dann für den Charakter und den Ablauf der Erkrankung bestimmend würde: Durch Wucherung und Schrumpfung des Bindegewebes kann es zur Einengung oder Verstopfung von Blutgefäßen kommen. Hier ergibt sich der Bezug insbesondere zum Pfortadersystem.

Pfortaderhochdruck: Wir haben den Aufbau des Pfortadersystems schon besprochen: Im Bereich der Darmzotten nimmt das Wurzelwerk des Pfortadersystems die Nährstoffe aus dem Darm auf; das nährstoffbeladene Blut fließt im Pfortaderstamm zusammen, der in die Leber eintritt, wo er sich dann stark verästelt, sodass das nährstoffbeladene Pfortaderblut alle Leberzellen umströmt. Hier findet nun der endgültige Stoffaustausch zwischen Pfortaderblut und Leberzelle statt. Stellen wir uns nun einmal vor, dass eine vermehrte Bindegewebsentwicklung diese Endaufteilungen des Pfortaderstromgebietes verlegt, so wird deutlich, dass ein geregelter Fluss von Pfortaderblut durch die Leber nicht mehr stattfinden kann. Das Pfortaderblut wird sich daher aufstauen und den Druck im Pfortaderstamm erhöhen. Unter solchen Umständen muss sich das Pfortaderblut andere Wege suchen. Diese findet es in Venengeflechten, die an der Leber vorbei (z. B. über die Venen der Speiseröhre) in die großen Körpervenen führen. Das Pfortaderblut hat sich eine Umgebung um die Leber gesucht. Wir haben dann das Krankheitsbild des so genannten *Pfortaderhochdruckes* vor uns, die häufigste Komplikation chronischer Leberleiden. Auch dieses wird uns später bei der Besprechung von Lebererkrankungen wieder begegnen.

Untersuchungen der Leber

Seit die Erkrankungen der Leber mit exakten naturwissenschaftlichen Methoden erforscht werden, hat es nicht an Bemühungen gefehlt, die Geheimnisse dieses Organs aufzuklären. Man untersuchte schon sehr früh Urin, Stuhl und Blut und entwickelte später Belastungsproben mit Bilirubin und anderen Farbstoffen. Mit dem Fortschreiten der biologischen Chemie wurden die vielfältigen Funktionen der Leber nach und nach entschlüsselt. Damit standen immer mehr Leberfunktionstests zur Verfügung, die Einblick in die Einzelfunktionen der Leber vermitteln sollen.

Nicht alle Tests sind für die tägliche Praxis des niedergelassenen oder im Krankenhaus tätigen Arztes geeignet. Teilweise sind die Untersuchungen zu aufwendig oder für den Patienten belastend, ohne dass sie zum eigentlichen Erkennen der Erkrankung Wesentliches beitragen. Es werden daher nur solche Untersuchungsmethoden angewendet, die in ihrer sinnvollen Kombination den bestmöglichen Aufschluss über Vorliegen und Art einer Lebererkrankung oder eines Gallenleidens geben. Allerdings ist ein *einziger* Test zur Erfassung aller Leberfunktionen bisher noch nicht bekannt. Aussagen wie etwa »Ihre Leber arbeitet nur noch zu 40 Prozent«, wird daher der Arzt nicht machen können. Zu Beginn der Klärung, ob überhaupt eine Lebererkrankung vorliegt, können so genannte suchende Blutuntersuchungen (»Screenings«) nur den Verdacht auf eine bestimmte Lebererkrankung ermöglichen, und diesem Verdacht muss dann durch weitergehende Untersuchungen bis hin zur feingeweblichen Beurteilung des Lebergewebes nachgegangen werden.

Beachte

Als Suchtest werden üblicherweise die Transaminasen (SGOT, SGPT) und die Gamma-GT (Gamma-Glutamyl-Transferase; γ-GT) ausgewählt. Im allgemeinen Sprachgebrauch sind das die »Leberwerte«. Es handelt sich dabei um spezielle Enzyme der Leber (s. S. 24 ff).

Häufig ergibt sich aber der Verdacht auf ein Leberleiden schon aus den Schilderungen des Erkrankten über seine aktuellen Beschwerden und aus Hinweisen, wann und wie diese Beschwerden begonnen haben.

Im ärztlichen Sprachgebrauch wird das als *Anamnese* bezeichnet. Dieser Begriff kommt aus dem Griechischen und bedeutet ursprünglich »sich erinnern«. Die körperliche Untersuchung ist für den Arzt eine weitere wertvolle Möglichkeit, sich über die Art eines Leberleidens ein Bild zu verschaffen. Somit ergibt sich die endgültige Diagnose erst aus einer Reihe von Mosaiksteinen, die sich jeweils aus unterschiedlichen Untersuchungen herleiten. Sie können also nicht von Ihrem Arzt erwarten, dass er Ihnen nach Ihrem ersten Besuch bereits eine genaue Aussage zu Ihrem Gesundheitszustand macht. Voreilig geforderte ärztliche Stellungnahmen schaffen eher Unruhe und Besorgnis. Eine Lebererkrankung ist nun mal anders als ein Knochenbruch, der im Allgemeinen schnell und umfassend hinsichtlich Art, Schwere und Behandlungsmöglichkeit beurteilt werden kann. Jeder Arzt weiß um die Besorgnis des ihn aufsuchenden Patienten und trägt dieser Situation Rechnung. Jeder Patient sollte aber auch dem Arzt seines Vertrauens Zeit lassen für eine Urteilsbildung und Verständnis dafür haben, wenn Ergebnisse von Voruntersuchungen weitere Untersuchungen zur besseren Diagnosefindung notwendig machen. Nach diesen Vorbemerkungen ist es leichter, die unterschiedlichen Maßnahmen zu erläutern, die ein Arzt – meist nacheinander – ergreifen wird, wenn Leber und Galle untersucht werden sollen.

Anamnese und körperliche Untersuchung

Zuerst einmal ist es wichtig, dass der Arzt erfährt, welche Beschwerden vorliegen. Tückischerweise machen Lebererkrankungen *nur wenig Schmerzen*, häufig sogar keine. Wenn ein Patient spürt, dass »er eine Leber hat«, etwa durch einen gewissen leichten Druck im rechten Oberbauch, so kann dies schon ein Hinweis sein. Die Leber macht sich nämlich immer nur dann bemerkbar, wenn sich ihre Kapsel, also ihre feste Bindegewebshülle, dehnt, denn nur diese hat auch Schmerznerven. Eine starke Einlagerung von Fett, wie etwa bei übermäßigem Alkoholkonsum oder eine zu stark kohlehydratangereicherte Ernährung können Ursachen sein.

Weitere mögliche Anzeichen einer Lebererkrankung:

- Kolikartig auftretende Schmerzen, nach rechts und in den Rücken nach oben ausstrahlend, sind eher verdächtig auf eine Gallenwegserkrankung.
- Dunkler Urin und helle Stuhlfarbe sind frühe Zeichen einer Gelbsucht.
- Eine gelbliche Verfärbung des Augenweißes deutet auf eine mögliche Lebererkrankung hin.

Haut: Bei der körperlichen Untersuchung wird der Arzt die Haut absuchen, ob dort etwa Veränderungen zu finden sind, die auf eine Lebererkrankung hinweisen. Besonderes Augenmerk wird er auf so genannte *Lebersternchen* richten. Dies sind spinnenartig erweiterte Hautäderchen, die sich häufig bei chronischen Lebererkrankungen finden. Sie treten aber auch in der Schwangerschaft auf und stützen dann keinen Verdacht auf eine erkrankte Leber. Eine fleckige Rötung der Handinnenflächen kann auch auf eine Lebererkrankung deuten, ebenso wie eine Verhärtung und Schrumpfung der Beugesehne der Mittel-, Ring- und/oder Kleinfinger (Dupuytren'sche Kontraktur). Diese so genannten *Leberhautzeichen* sind indirekte Hinweise auf das Vorliegen einer Lebererkrankung. Es hat sich nämlich gezeigt, dass sie auch auftreten können, ohne dass eine Lebererkrankung vorliegt. Für den Arzt sind sie daher nur hilfreiche Indizien, aber keine endgültigen Beweise.

Lebergröße: Die *Bestimmung der Lebergröße* ist ein wichtiger Teil der körperlichen Untersuchung. Normalerweise überragt die Leber nur kaum den rechten Rippenbogen. Vergrößert sich die Leber, kann dies in stärkerem Maß eintreten. Auch hier wird der Arzt entscheiden müssen, ob die Tastbarkeit der Leber bedingt ist durch eine Lebervergrößerung oder etwa durch ein Tiefertreten des Zwerchfelles. Eine solche Situation ergibt sich z. B. bei einer Lungenblähung. Somit ist allein eine tastbare Leber noch nicht unbedingt auch ein Zeichen für eine Lebererkrankung. Der Arzt wird sich daher durch Klopfen und Tasten ein Bild über die obere und untere Leberbegrenzung machen. Der so bestimmte Leberdurchmesser soll im Normalfall 13 cm nicht überschreiten. Die Größenbestimmung der Leber gelingt heute wesentlich exakter durch die Ultraschalluntersuchung, die in fast allen Arztpraxen zur Verfügung steht. Bei deren Anwendung sollte der Betroffene nicht das Gefühl des Verlustes unmittelbarer Hinwendung durch seinen Arzt haben und sich – wie meist fehlbeurteilt – als »Opfer der Apparatemedizin« fühlen, sondern positiv sehen, dass er ein exakteres Untersuchungsergebnis bekommt.

Durch Betasten der Leber (so genannte *Palpation*) kann sich der Arzt ein Bild machen über die Konsistenz, die Härte des Organs und in geeigneten Fällen auch über seine Oberfläche. Bei dieser Untersuchung greift der Arzt mit den Innenflächen seiner Hände unter den rechten Rippenbogen, wobei der Patient tief Luft holt. Dabei tritt – wie oben schon erwähnt – die Leber unter dem Brustkorbrand hervor und wird tastbar.

Mittels Beklopfen der Bauchdecken kann sich der Arzt auch überzeugen, ob eventuell eine *krankhafte Ansammlung von Wasser* in der Bauchhöhle zu vermuten ist. Durch Abtasten des linken Oberbauches kann er eine Vergrößerung der Milz erkennen, die häufig bei chronischen Lebererkrankungen mit Stauung im Pfortadersystem zu finden ist. Auch diese körperlichen Untersuchungsmöglichkeiten verlieren gegenüber der modernen Ultraschalluntersuchung des Bauches an Genauigkeit und werden daher in zunehmendem Maße verlassen. Hier gilt es erneut zu betonen, dass die ultraschallgestützte körperliche Untersuchung dem Arzt wesentlich exaktere Befunde an die Hand gibt, die dem Betroffenen zugute kommen.

Wichtig

Damit aber ist es noch nicht getan, denn es gibt eine Reihe von Lebererkrankungen, die sich als Folge anderer Erkrankungen entwickeln. Der Arzt wird daher den ganzen Körper untersuchen, auch wenn vordergründig nur die Leber erkrankt scheint. Somit wird verständlich, dass eine Untersuchung auf das Vorliegen einer Lebererkrankung auch eine *Prüfung »auf Herz und Niere«* beinhaltet.

Aus den Schilderungen des Patienten über seine Beschwerden und dem Ergebnis der körperlichen Untersuchung lässt sich für den Arzt meist der Verdacht auf das Vorliegen einer Lebererkrankung herleiten, häufig ergibt sich auch schon eine Vermutung über die Art. Nun können weitere Untersuchungen geplant werden, um den Verdacht zu bestätigen oder auszuräumen.

Blutuntersuchungen

Da das Blut ein Spiegel für krankhafte Veränderungen im Organismus ist, gehören Blutuntersuchungen auch zu den Hilfsmitteln bei der Erkennung von Krankheiten der Leber und der Gallenwege. Allerdings ist eine einmalige Blutuntersuchung nicht immer ausreichend, denn nicht allein der augenblickliche Stand der unterschiedlichen Blutwerte ist bedeutsam, sondern auch, wie sich diese Werte über einen gewissen Zeitraum verändern, um die Dynamik, den Fortschritt der Erkrankung aufzuzeigen. Somit wird es für den Arzt gelegentlich notwendig werden, mit dem Patienten eine erneute Blutabnahme innerhalb von Tagen oder Wochenfrist zu verabreden. Häufig ergibt sich aus dem Resultat der ersten Untersuchung ein neues Verdachtsmoment, das durch weiterführende Blutuntersuchungen eingegrenzt werden muss.

Um eine Diagnose zu stellen, also eine Erkrankung zu erkennen, ist daher erfahrungsgemäß ein erneuter Gang zum Arzt die Regel. Lassen Sie sich dadurch nicht beunruhigen und haben Sie Verständnis dafür, dass auch Blutuntersuchungen aus rein technischen Gründen eine gewisse Zeit erfordern, bis die Ergebnisse vorliegen. Der Arzt benötigt darüber hinaus Zeit, um die Probenergebnisse kritisch auswerten zu können. Es muss nämlich in Rechnung gestellt werden, dass eine Reihe von Proben, die für die Leberdiagnostik wertvoll sind, auch dann krankhaft ausfallen können, wenn etwa im Rahmen einer fieberhaften Grippe oder einer Lungenentzündung auch die Leber beeinflusst wird. Dies hat aber nicht immer Krankheitswert, sondern ist als »Mitreaktion« der Leber ein flüchtiges Ergebnis, das sich nach Abklingen der zugrunde liegenden Erkrankung wieder normalisiert.

Wichtig

Eine Untersuchung auf Leber- oder Galleerkrankungen kann keine Maßnahme von Tagesfrist sein, sondern erfordert von beiden Seiten – Patient und Arzt – Verständnis und Geduld.

Es wird Sie nun aber auch interessieren, welche Untersuchungen an Ihrem Blut vorgenommen werden und was sie aussagen. Was nützt es Ihnen, wenn der Arzt sagt, dass z. B. »die Transaminasen sich gebessert haben«, ohne dass Ihnen klar ist, was dies eigentlich bedeutet und worauf sich ein solcher Wert bezieht. Mangelnde Kenntnisse können häufig zu Verunsicherung und Besorgnis führen. Daher sollen einige Erläuterungen folgen, die zu einem besseren Verständnis der unterschiedlichen Blutuntersuchungen beitragen.

Im Kapitel »Welche Funktionen hat die Leber?« wurden die unterschiedlichen Aufgaben der Leber und des Gallenwegsystems geschildert. Noch mal kurz zur Erinnerung: Die Leberzellen, also das Parenchym, vollbringen die Hauptarbeit der Leber, benötigen aber dazu das Gallenwegsystem, um schädliche Stoffe, aber auch die notwendigen Verdauungsenzyme in den Darm ausscheiden zu können. Andere Zellen, die Sternzellen, haben eine Abwehrfunktion, indem sie schädigende Partikel aufnehmen und so unschädlich machen. Diese Teilfunktionen der Leber können nun mittels Blutuntersuchungen getestet werden, um eine Aussage über den Krankheitszustand des Organs zu bekommen.

Warüber geben Blutuntersuchungen Aufschluss?

- Ob Stoffe, die sich normalerweise innerhalb der Zellen befinden, ins Blut übergetreten sind,
- wie die Syntheseleistung ist, also die Fähigkeit der Leber, Stoffe aufzubauen (z. B. Bluteiweiße oder Gerinnungsstoffe),
- wie die Ausscheidungsfunktion der Leber ist,
- ob abnorme immunologische Reaktionen im Körper auftreten.

Folgende Parameter können nun im Blut bestimmt werden:

Leberenzyme

Jede Zelle unseres Körpers ist reich an Wirksubstanzen *(Enzymen),* die erst die der Zelle zugedachte Funktion ermöglichen. So ist die Leberzelle u. a. reich an *Transaminasen,* die ihre Funktion hauptsächlich im Energiehaushalt des Organismus erfüllen. Normalerweise sind diese Stoffe im Blutserum nur in geringer Konzentration zu finden. Erkranken dagegen die Leberzellen und wird ihre Umhüllung, die Zellmembran, durchlässig, so gelangen diese »Arbeitsstoffe« in das Blut und lassen sich dort nachweisen. Je höher der Wert für die Transaminasen im Blut ausfällt, desto intensiver dürfte die Schädigung der Leberzellen sein oder desto ausgeprägter gehen Leberzellen zugrunde. Im Allgemeinen werden zwei dieser Wirksubstanzen bestimmt, die *Serum-Glutamat-Oxalat-Transaminase (SGOT) und die Serum-Pyruvat-Glutamat-Transaminase (SGPT).* Die Messwerte werden seit März 2003 einheitlich bei einer Reaktionstemperatur von 37 °C gemessen und haben sich gegenüber früher (Reaktionstemperatur 25 °C) geändert. Dies ist wichtig zu wissen, damit die nun numerisch höheren Werte nicht fälschlich als »Verschlechterung« gedeutet werden.

● Normalwerte

SGOT	SGPT
(U/l = Einheit pro Liter Blut)	
bei 25 °C	
Männer unter 19 U/l	unter 23 U/l
Frauen unter 15 U/l	unter 18 U/l

SGOT	SGPT
bei 37°C	
Männer unter 50 U/l	unter 50 U/l
Frauen unter 35 U/l	unter 35 U/l

Gamma-GT

Ein weiteres Leberenzym, das sehr empfindlich auf Leber und Gallen-wegserkrankungen reagiert, ist die *Gamma-Glutamyltransferase (Gamma-GT)*. Untersuchungen der letzten Jahre haben gezeigt, dass dieser Stoff bei fast allen Schädigungen der Leber vermehrt im Blut nachweisbar wird.

Erhöhte Gamma-GT-Werte im Blut treten auf:

- bei einer Ausscheidungsstörung der Leber aufgrund von Gallengang-erkrankungen,
- wenn sich die Leber vermehrt mit dem Abbau von Alkohol oder bestimmten Medikamenten befassen muss,
- aber auch bei fast allen Lebererkrankungen.

Die Gamma-GT reagiert so empfindlich, dass schon geringfügige Norm-abweichungen im Gallenfluss mit ihr ebenso erkannt werden können wie ein Alkoholkonsum, der noch nicht unbedingt eine dauernde Schädi-gung der Leber nach sich ziehen muss. Die Gamma-GT ist aber bei fast allen Lebererkrankungen erhöht, weswegen daran gedacht wurde, diese Untersuchung als geeigneten Test zu nutzen, um generell eine Leberer-krankung zu diagnostizieren. Untersuchungserfahrungen aus neuerer Zeit haben ergeben, dass auch bei Viruserkrankungen der Leber die Gam-ma-GT sehr empfindlich reagiert und besonders bei Hepatitis C vor-nehmlich den Virusbefall der Leber anzeigt. Es darf auch nicht vergessen werden, dass unter Umständen rheumatische Erkrankungen zu einer er-höhten Gamma-GT führen, ebenso wie von Neurologen verordnete Medi-kamente gegen Krampfleiden.

Dennoch ist die Bestimmung der Gamma-GT Bestandteil sowohl im Suchprogramm auf Lebererkrankungen als auch von notwendig werden-den Kontrolluntersuchungen. Insbesondere aber ist die Gamma-GT ein guter Test, um zu prüfen, ob nach übermäßigem Alkoholgenuss der Er-krankte den Rat seines Arztes zur Abstinenz befolgt hat.

Die Bewertung einer erhöhten Gamma-GT als immer durch Alkohol bedingt ist ein diagnostischer Fehler. Wenn bei einem Betroffenen mit er-

höhter Gamma-GT seine Aussage zum Alkoholkonsum oder zur Alkohol-
abstinenz den erhöhten Wert nicht erklärt, muss nach anderen Ursachen
geforscht und primär der Aussage Glauben geschenkt werden. Die »Er-
tränkung« eines erhöhten Gamma-GT-Wertes allein in Alkohol hat schon
manches Arzt-Patient-Verhältnis nachhaltig zerrüttet.

Hierher gehört auch eine kritische Haltung zu der stringenten alkohol-
bezogenen Beurteilung des Gamma-GT-Wertes mancher Gutachterstellen
bei Führerscheinproblemen.

● **Normalwerte**
Gamma-GT
Männer unter 28 U/l bei 25 °C, unter 66 U/l bei 37 °C
Frauen unter 18 U/l bei 25 °C, unter 39 U/l bei 37 °C

Blutuntersuchungen sind ein nicht zu entbehrender Bestandteil im Rahmen der Erkennung von Lebererkrankungen, aber nur in Ausnahmefällen führen sie alleine mit der Anamnese und der körperlichen Untersuchung zu einer endgültigen Diagnose der Erkrankung. Erfahrungsgemäß
ist dies nur möglich, wenn es um die Frage geht, ob eine *Virushepatitis* vorliegt oder nicht.

Die Untersuchungen erlauben keine Aussage darüber, ob die Erkrankung
möglicherweise in ein chronisches Stadium übergeht oder sich bereits in
einem solchen befindet. Sie erlauben auch keine sichere Aussage darüber, ob eine Gallenausscheidungsstörung durch Leberzellen oder über die
Gallenwege bedingt ist, geschweige denn zur Erkennung eines möglichen Abflusshindernisses. Insgesamt sind sie für die Erkennung von
Lebererkrankungen richtungweisend, jedoch nicht beweisend. Ihre Ergebnisse aber bestimmen, welche weiterführenden Untersuchungen notwendig werden.

Syntheseleistung
Soll die Syntheseleistung der Leber überprüft werden, so werden die
Normabweichungen von Blutspiegeln solcher Substanzen geprüft, die
ausschließlich von der Leber synthetisiert werden. Es handelt sich hierbei im Wesentlichen um die Bestimmung des *Albumins*, der *Gerinnungsfak-
toren* und der *Cholinesterase*.

Das Albumin ist der Haupteiweißkörper, der von der Leber für verschiedene Funktionen des Organismus bereitgestellt wird. Albumin ist nicht
nur ein Eiweißkörper, der Transportfunktionen erfüllt, sondern der auch
in der Eiweißernährung der Körperzellen eine Rolle spielt.

Ein Großteil der für die *Blutgerinnung* notwendigen Eiweißkörper wird in der Leber aufgebaut, weshalb sich die Prüfung der Gerinnungsfähigkeit des Blutes gut eignet, Rückschlüsse auf die Leberfunktion zu ziehen.

Die *Cholinesterase* wird ebenfalls in der Leber produziert. Es handelt sich dabei um einen Eiweißkörper, der zur regelrechten Funktion der Muskelkontraktion notwendig ist.

Da diese genannten Eiweißstoffe im Körper bestimmte Funktionen haben, in die sie eingehen, kann man für eine Erniedrigung ihrer Blutspiegel nicht unbedingt alleine eine mangelhafte Syntheseleistung der Leber verantwortlich machen. Es ist durchaus möglich, dass auch im Organismus ein vermehrter Bedarf an diesen Eiweißkörpern vorliegt. Somit sind unter dem Normalwert gefundene Werte nicht zwangsläufig ein Hinweis, dass die Syntheseleistung der Leber gestört ist. In jedem Fall aber wird sich der Arzt darum bemühen, eine Erklärung für Normabweichungen zu finden. Dies ist erwähnenswert, damit der Erkrankte aus erniedrigten Sollwerten nicht unbedingt auch auf eine eingeschränkte Funktion seiner Leber schließt.

Wichtig

Die Gesamtbeurteilung der Synthesewerte und ihr Verhalten im zeitlichen Verlauf lässt ein fundiertes Urteil zu, ob die Leber noch gute Leistung hat oder sich einer kritischen Grenze nähert oder sie unterschreitet (drohender Organverlust).

Bilirubin, alkalische Phosphatase, Kupfer

Bilirubin ist das Abbauprodukt des roten Blutfarbstoffes Hämoglobin, das beim natürlichen Absterben der roten Blutkörperchen frei wird. Sie erfuhren bereits, dass sowohl die Leberzellen als auch der Zustand des galleableitenden Systems für eine normale Ausscheidung dieses Farbstoffes verantwortlich sind. Es liegt daher auf der Hand, dass eine irgendwie geartete Ausscheidungsstörung sich in der Höhe des Bilirubinspiegels im Blut bemerkbar machen muss.

Neben dem Bilirubin werden aber auch noch andere Stoffe von der Leber ausgeschieden. Hierbei handelt es sich um *alkalische Phosphatase*, die als Enzym im Knochenaufbau eine Rolle spielt, und das *Kupfer*, das als Spurenelement im Zellstoffwechsel von Bedeutung ist. Werden diese Stoffe nicht ordnungsgemäß über Gallenwege und Darm aus dem Körper entfernt und häufen sich im Blut an, so ist dies ein Zeichen, dass die Ausscheidungsfunktion der Leber und/oder des Gallenwegsystems nicht intakt ist. Diese generelle Aussage trifft für die alkalische Phosphatase allerdings nur teilweise zu, denn sie kann bei einer Ausscheidungsstörung der Leberzelle auch vermehrt gebildet werden. Abgesehen davon, welcher Mechanismus jeweils auch zugrunde liegt: Anstiege der alkalischen Phosphatase sind ein Zeichen für eine Behinderung des Gallenflusses. Ausnahmen sind lediglich Zustände, bei denen vermehrtes Knochenwachstum besteht, wie etwa während des Körperwachstums oder nach Knochenbrüchen. Auch bei einer vorliegenden Knochenerweichung (insbesondere im Alter) kann die alkalische Phosphatase ansteigen.

Erhöhte Kupferspiegel im Blut können aber auch Hinweis sein für eine genetisch bedingte krankhafte Speicherung von Kupfer im Körper, dem Morbus WILSON. Diese Erkrankung spielt auch eine bedeutende Rolle in der Kinderheilkunde, da sie sich mit einer der Hepatitis ähnlichen Erkrankung bei Kindern erstmals manifestieren kann (Ikterus prolongatus = lang anhaltende Gelbsucht).

● Normalwerte

Bilirubin
Erwachsene bis 1,1 mg/dl
Kinder bis 1,0 mg/dl
(mg/dl = Milligramm pro 100 ml Blut)

Gammaglobuline

Gammaglobuline sind die Immuneiweiße des Blutes. Die Sternzellen der Leber, die etwa ein Zehntel des Lebergewebes ausmachen, sind uns als Zellen der unspezifischen Infektabwehr schon weiter vorne begegnet. Sie können ihre Funktion, Fremdstoffe aus dem Blut aufzunehmen, nur dann durchführen, wenn das Blut tatsächlich die Leber durchströmt, und das ist, wie wir ebenfalls schon lasen, bei chronischen Lebererkrankungen nicht immer der Fall. Durch Bindegewebswucherungen werden die Blutgefäße so verlegt, dass das Blut in einem Umgehungskreislauf die Leber umfließt und sozusagen ungefiltert in das Innere des Körpers gelangt. Hier tritt nun ein anderer Teil des Immunsystems in Kraft, der mit einer vermehrten Bildung von Antikörpern, den Gammaglobulinen, reagiert.

Ihr Anstieg ist daher ein Hinweis auf eine mangelhafte Leistung des unspezifischen immunologischen Abwehrsystems der Leber.

Es gibt aber auch eine Reihe von Lebererkrankungen, bei denen unser körpereigenes Immunsystem aufgrund noch nicht bekannter Ursachen so stimuliert ist, dass es sich nicht nur gegen Fremderreger richtet, sondern auch gegen das eigene Lebergewebe. Der medizinische Sprachgebrauch bezeichnet solche Erkrankungen als »Autoimmunerkrankungen«. Diese lassen sich nicht nur durch erhöhte Gammaglobuline erkennen, sondern auch durch Bestimmung von Unterfraktionen dieser Eiweiße, die gegen Leberzellmembranen, Leberzellkerne oder andere Leberzellbestandteile gerichtet sind. Hier spiegelt sich eine moderne Entwicklung in der Leberdiagnostik wider. Bis noch vor wenigen Jahren standen nur weit ungenauere Testmöglichkeiten zur Verfügung, die heute überholt sind. Allerdings sind immunologische Spezialuntersuchungen kein Gegenstand eines Suchprogrammes. Bei der Erstuntersuchung ist die Bestimmung der Gammaglobuline ausreichend.

Das Untersuchungssystem hierfür ist die Elektrophorese. Dabei wird Blutserum (durch Zentrifugation von Blutkörperchen befreites Vollblut) einem elektrischen Spannungsfeld auf einer Untersuchungsplatte ausgesetzt, wobei die verschiedenen Bluteiweißkörper unterschiedlich wandern, sich voneinander trennen und somit einzeln erfasst werden können. Die Gruppe der Gammaglobuline hat dann in der bildlichen Darstellung bei Autoimmunerkrankungen einen typischen Aspekt, der Grund ist, spezielle Untersuchungen auf Autoantikörper zu veranlassen. Der untersuchende Arzt wird sich daher nicht nur auf die zahlenmäßige Mitteilung der Menge der einzelnen Bluteiweißanteile verlassen, sondern auch das bildliche Ergebnis der Untersuchung beurteilen müssen, damit richtige diagnostische Weichen gestellt werden können.

Untersuchungen auf Antikörper
Spezielle Untersuchungen auf Antikörper sind ein unerlässlicher Teil der Diagnostik von Lebererkrankungen und sind unter Umständen schon aufgrund der ersten Verdachtsdiagnose Teil des labormäßigen Untersuchungsprogrammes.

Der Körper bildet Antikörper gegen ihn infizierende Erreger, um sie abzutöten. Für Erkrankungen der Leber sind dies Antikörper gegen die so genannten klassischen Hepatitisviren A, B, C, D und E und gegen andere Viren, die die Leber zum Ziel haben, deren Bedeutung aber noch nicht ganz geklärt ist.

Unter ihnen sind auch Antikörper gegen Viruserkrankungen, die die Leber nur begleitend betreffen, so gegen eine Ebstein-Barr-Virusinfektion und gegen eine Cytomegalie-Virusinfektion.

Bei der Bildung dieser Antikörper handelt es sich um eine ganz natürliche Reaktion unseres Immunsystems als Abwehr gegen Infektionen. Wissenschaftlich noch ungeklärt ist, was unser Immunsystem dazu bewegt, von sich aus Antikörper gegen Körperstrukturen zu bilden, die diese zerstören. Sie werden als Autoantikörper bezeichnet und richten sich gegen Leberzellen oder Zellen der Gallengänge. Die von ihnen verursachten Lebererkrankungen heißen deshalb auch Autoimmunkrankheiten der Leber, wozu Formen der chronischen Hepatitis ohne Nachweis von Virusantikörpern zählen und chronische, die Gallenwege zerstörende Erkrankungen (sklerosierende Cholangitis, primäre biliäre Leberzirrhose).

Dieser kurze Abriss zeigt, dass die immunologischen Spezialuntersuchungen ein wichtiger Bestandteil in der Diagnostik der Lebererkrankungen sind und deren Unterlassung – sei es aus Gründen anders betonter fachärztlicher Kompetenz oder falsch verstandener Einsparungsbemühungen – für eine fachgerechte Erkennung von Lebererkrankungen nachteilig sind.

Wichtig

Auch *Autoantikörper,* also solche, die der Organismus aus bislang unbekannten Gründen gegen körpereigene Gewebe oder Organe bildet, können im Blut nachgewiesen werden. Ihre gezielte Untersuchung ist für eine exakte Diagnostik von Lebererkrankungen unverzichtbar, um therapeutische Versäumnisse zu vermeiden.

Ultraschalluntersuchung

Die Untersuchung von Organen mittels *Ultraschall (Sonographie)* gehört zu den modernen Untersuchungstechniken der Medizin. Sie findet Anwendung bei Erkrankungen des Herzens und der Niere, bei Erkrankungen der Leber, der Gallenblase und der Bauchspeicheldrüse. Das Prinzip dieser Methode ist recht einfach. Schallwellen in der Frequenz jenseits des hörbaren Bereiches werden von einem auf die Haut aufgelegten Sender in das Körperinnere gesandt und, ähnlich wie Lichtstrahlen, an jeder auf ihrem Weg liegenden Grenzfläche reflektiert. Die reflektierten Strahlen werden nun durch einen Empfänger wieder aufgenommen und über eine komplizierte Elektronik auf einen Bildschirm übertragen. Aus der Intensität der Reflektion und auch aus der Zeit, die ein Ultraschallstrahl braucht, bis er wieder den Empfänger erreicht, kann die Elektronik berechnen, um welche Art von Grenzflächen es sich handelt und in welcher Tiefe diese liegen. Durch Verschieben des Senders auf der Haut kann der untersuchende Arzt nach und nach ein Bild des Körperinneren aufbauen.

Aus den gewonnenen Ultraschallbildern kann in der Leberdiagnostik die Größe des Organs bestimmt werden, es lassen sich Hinweise finden, ob es vermehrt mit Bindegewebe durchsetzt ist, ob die Gallengänge innerhalb der Leber erweitert sind und ob sich Fremdgewebe gebildet hat. Bis zu einem gewissen Maße kann auch die Leberoberfläche beurteilt werden, insofern nämlich, als sie glatt oder gehöckert ist. Besonders eindrucksvoll lassen sich Gallensteine erkennen, da sie aufgrund ihrer Härte keine Ultraschallwellen passieren lassen, sondern alle auf sie auftreffenden Wellen wieder reflektieren. Daraus resultiert ein hinter ihnen liegender echofreier Bezirk, ähnlich dem Schweif eines Kometen. Bei der Besprechung der Diagnostik von Gallensteinen werden wir auf dieses Phänomen zurückkommen. Elektronische Zusatzprogramme ermöglichen es, dass mit modernen Ultraschallgeräten auch der Blutfluss und die Blutflussgeschwindigkeit in den sichtbaren Blutgefäßen bestimmt werden kann. Dies hat besondere diagnostische Bedeutung bei Patienten mit Leberzirrhose, da z.B. eine Verlangsamung des Blutstromes in der Pfortader auf weniger als 10 cm pro Sekunde ein Hinweis darauf ist, dass der Blutfluss durch die Leber so behindert ist, dass an eine Leberersatztherapie gedacht werden muss.

Die Ultraschalldiagnostik ist völlig ungefährlich. Sie wird meistens zu Beginn der Diagnostik von Lebererkrankungen eingesetzt und ist etwa bei mechanischen Gallenflussbehinderungen so aussagekräftig, dass weitere diagnostische Maßnahmen nicht mehr notwendig sind. Das hat dazu geführt, dass fast in allen Arztpraxen ein Ultraschallapparat zur Verfügung steht, besonders aber in allen Kliniken.

Nuklearmedizinische Untersuchungen (Szintigraphie)

Auch in der Nuklearmedizin sind Untersuchungsmethoden entwickelt worden, die über die Beschaffenheit des Lebergewebes Auskunft geben können. Das Prinzip solcher Methoden besteht darin, dass radioaktiv markierte Substanzen in die Blutbahn eingespritzt werden. Diese Substanzen, wie z.B. Technetium, können partikelförmige Strukturen haben und werden – gemäß den oben beschriebenen Funktionen der Leber – von den Sternzellen aufgenommen. Wird nach einer gewissen Zeit die radioaktive Strahlung über der Leber gemessen und aufgezeichnet, ergibt sich ein Bild zur Größe der Leber und auch zur Frage, ob die Substanz sich über die Leber gleichmäßig verteilt hat, wie es im Normalfall sein sollte. Ist diese Verteilung ungleichmäßig, kann der Arzt daraus Rückschlüsse ziehen, ob die Variation normal ist oder ob eine krankhafte Leberstruktur vorliegt. Eindeutige Aussagen allerdings, welcher Art solche Veränderungen sein können, erlauben die mit dieser Untersuchungsmethode gewonnenen Daten nicht. Diese Untersuchungsmethode nennt man *Szintigraphie.*

Spezielle Aufnahmetechniken und speziell verwendete, von den Leberzellen aufgenommene und wieder ausgeschiedene radioaktiv markierte Substanzen erlauben dem Nuklearmediziner mittels der *Sequenzszintigraphie,* Funktionsabläufe in der Leber zu beurteilen. Diese Untersuchung findet bei besonderen diagnostischen Problemen von Lebererkrankungen Anwendung oder bei Gallenwegserkrankungen, wenn eine Überempfindlichkeit gegen jodhaltige Röntgenkontrastmittel vorliegt.

Wichtig

Die in der Nuklearmedizin notwendigen radioaktiven Substanzmengen liegen weit unter dem Bereich der für den Menschen insbesondere seine Keimzellen und sein Knochenmark schädigenden Dosis. Auch hält die Strahlung nicht lange an, sodass die Untersuchung völlig harmlos ist. Der Laie sollte sich durch die Radioaktivität der Testsubstanz daher nicht beunruhigen lassen.

Röntgenuntersuchungen, Computertomographie

Die moderne Entwicklung der Röntgenologie hat zur Leberdiagnostik die computergestützte Schichtuntersuchung (*Computertomographie,* Abkürzung: *CT*) beigesteuert. Sie unterstützt und ergänzt die Ultraschalluntersuchung der Leber und gibt diagnostisch gut verwertbare Hinweise, z.B. bei Fremdgewebe in der Leber und bei aufgestauten Gallenwegen u.U. auch Hinweise zur Ursache.

Moderne Computertomographen lassen aufgrund ihrer schnellen Aufnahmetechnik und ihrer modernen Datenverarbeitungsprogramme auch Gefäßbilder aufnehmen (sog. *Angio-CT*), wodurch sonst übliche Techniken entfallen, bei denen mittels einer Sonde oder eines Katheters die Gefäße »von innen« untersucht werden.

Kernspintomographie

Die Kernspintomographie (auch *Magnetresonanz-Tomographie*) misst ohne ionisierende Strahlen, wie sie beim Röntgen eingesetzt werden, die elektromagnetischen Wellen, die die Wasserstoffatome des Lebergewebes aussenden, wenn sie sich in einem starken Magnetfeld befinden. Im Gegensatz zur Computertomographie kann man hier nicht nur die horizontale Ebene eines Gewebes »anschneiden«, sondern auch Längs- und Schrägachsen einblicken. Die Kernspintomographie erlaubt bei der Diagnose von Fremdgewebe in der Leber auch bei Verwendung eisenhaltiger Kontrastmittel nach einer ersten orientierenden Untersuchung in einer zweiten Sitzung eine nähere Eingrenzung, insbesondere beim hepatozellulären Karzinom, wie es bei Hepatitisinfektionen der Leber nicht selten zu beobachten ist. Mit einer rechtzeitig durchgeführten Kernspintomographie können in vielen Fällen andere Untersuchungen überflüssig gemacht werden und der diagnostische Weg abgekürzt werden. Dies betrifft unter Umständen die kernspintomographische Darstellung der Gallenwege und auch der Pankreasausführungsgänge. Die Entwicklung dieser Untersuchungsmethode hat bereits ein hohes Niveau erreicht.

Sie ist darüber hinaus mit keiner Strahlenbelastung verbunden.

Leberpunktion, Leberspiegelung

Die bisher beschriebenen Untersuchungen lassen zusammen mit den von den Patienten beklagten Beschwerden und dem körperlichen Untersuchungsbefund in den meisten Fällen eine relativ zutreffende Verdachtsdiagnose stellen. In einigen Fällen erlauben die Untersuchungsergebnisse sogar eine endgültige Diagnose, womit weitere diagnostische Maßnahmen entfallen.

Es gibt aber durchaus eine Reihe von Erkrankungen, bei denen der Arzt auf eine feingewebliche Untersuchung nicht verzichten kann, d. h., es muss Lebergewebe entnommen werden, um dieses genauer auf seine Feinstruktur hin zu untersuchen. Diese feingewebliche Untersuchung des Lebergewebes ist die einzige Möglichkeit, um entzündliche Veränderungen im Lebergewebe zu erkennen, den Grad von Leberzelluntergängen festzustellen, zu ermitteln, inwieweit die Leberzellen verfettet sind und auch, ob und in welchem Ausmaß ein bindegewebiger Umbau im Lebergewebe vorliegt. Von diesen Fragestellungen hat die Aussage zur Bindegewebsaktivität durch den untersuchenden Pathologen besondere Bedeutung, weil sich daraus therapeutische Entscheidungen ergeben. Mit einem Test zur Aktivität des Bindegewebes, dem Prokollagen-III-Peptid, kann abgeklärt werden, ob bindegewebige Vorgänge ablaufen. Das Ausmaß auf Gewebeebene kann aber nur durch eine mikroskopische Leberuntersuchung erfolgen. Findet der Pathologe Strukturen, bei denen sich Veränderungen abzeichnen, ist bei chronischer Virushepatitis eventuell eine antivirale Therapie zum Organerhalt dringend nötig. Auch Fremdgewebe muss in vielen Fällen auf diese Art untersucht werden.

Zur Entnahme von Lebergewebe gibt es zwei Möglichkeiten:

- Leberpunktion (perkutane Leberbiopsie): Hier wird mit einer dünnen Nadel durch die Haut (= perkutan) von außen in die Leber eingestochen und dabei Lebergewebe entnommen.
- Leberspiegelung/Laparoskopie: Es wird von außen ein winziger Spiegel in die Bauchhöhle eingeführt, mit dessen Hilfe der Arzt die Leber betrachten und wo er unter Sicht eine Gewebeprobe entnehmen kann.

Die Entscheidung, welche dieser Untersuchungen am sinnvollsten ist, liegt nicht im Ermessen des Arztes oder wird durch den Patienten bestimmt, sondern ergibt sich aus der Verdachtsdiagnose. Es ist verständlich, dass der Betroffene vor solch einer Untersuchung ein gewisses Unbehagen hat. Allerdings sind diese Maßnahmen in geübter Hand insgesamt ungefährlich. Was den Patienten dabei erwartet, soll im Folgenden geschildert werden.

Leberpunktion (perkutane Leberbiopsie)

Das Prinzip der *Leberpunktion* wurde oben erwähnt. Eine spezielle Hohlnadel von ca. 1,2 mm Durchmesser wird von außen in die Leber eingestochen und durch Sog mit einer Spritze Lebergewebe entnommen. Hierzu liegt der Patient entspannt in Rückenlage. Dort, wo die Leber an der unteren seitlichen Thoraxwand anliegt, wird durch den Arzt die Haut lokal betäubt und ein kleinerer Hautschnitt durchgeführt. Durch diesen wird dann die Punktionsnadel in die Leber eingestochen und das durch die Nadel ausgestanzte Gewebestück mit einer Spritze angesaugt. Damit ist der Eingriff beendet, die Einstichstelle wird mit einem Pflaster versorgt. Der Patient soll anschließend noch für 1–2 Stunden in rechter Seitenlage auf der Einstichstelle liegen, damit durch das Gewicht der Leber die Organwunde an die Bauchdecke gepresst und somit verschlossen wird. Da die

Gewebsentnahme nur Sekunden dauert, spricht man gelegentlich auch von einer *Sekundenbiopsie*. Die richtige Einstichstelle kann alleine durch äußeres Beklopfen der Leber gewählt werden, wenn es sich um eine diffus über die Leber verteilte Veränderung handelt. Sollen herdförmige Leberveränderungen punktiert werden, kann mittels Ultraschall oder Computertomographie die Punktionsnadel geführt werden.

Nur in seltenen Fällen treten Schmerzen auf, die sich häufig im Bereich der rechten Schulter bemerkbar machen. Die Gabe krampflösender Mittel behebt diese Beschwerden sofort.

Beachte

Im Allgemeinen verläuft diese Untersuchung komplikationsfrei, wobei natürlich bei keinem diagnostischen Eingriff absolute Risikofreiheit garantiert werden kann. Nur in ganz seltenen Fällen, etwa bei anhaltender Blutung der kleinen Leberwunde, muss der Chirurg eingreifen. Aufgrund statistischer Zahlen ist mit 3–4 beherrschbaren Zwischenfällen auf 1000 Untersuchungen zu rechnen. Die Untersuchung wird im Allgemeinen unter einer 24-stündigen stationären Beobachtung durchgeführt. Bei entsprechender Ausrüstung einer Praxis und fachgerecht organisierter Nachbeobachtung ist sie auch unter ambulanten Bedingungen vertretbar.

Die hier beschriebene *Leberblindpunktion* wird immer dann durchgeführt werden, wenn Erkrankungen zur Debatte stehen, die vermutlich das Gesamtlebergewebe betreffen. Dabei handelt es sich vorwiegend um *Leberentzündungen* und eventuell um eine *Fettleber*. Stehen dagegen fortgeschrittene chronische Lebererkrankungen im Vordergrund, die mit einer vermehrten bindegewebigen Umwandlung des Organs einhergehen, oder Lebererkrankungen, die das Organ nur herdweise betreffen, so ist es schwierig, »blind« an für diese Erkrankung charakteristisch verändertes Lebergewebe zu gelangen. In diesen Fällen wird eine Leberspiegelung und die Gewebeentnahme unter Sicht vorgeschlagen.

Leberspiegelung (Laparoskopie)
Es steht außer Zweifel, dass dem Arzt die Situation des Patienten bewusst ist, wenn er ihm eine körperlich belastendere Untersuchung vorschlägt. Dies geschieht letztlich im Interesse des Erkrankten, damit die ärztliche Beratung und die notwendige Behandlung auf sicheren Tatsachen beru-

hen. Eine *Laparoskopie* wird immer dann angezeigt sein, wenn nicht allein das Ergebnis einer feingeweblichen Untersuchung Aufschluss über die Lebererkrankung erwarten lässt, sondern zusätzlich auch noch durch direkten Augenschein der Zustand des erkrankten Organs beurteilt werden muss. Hier sei aber gesagt, dass durch die oben genannten nicht invasiven Untersuchungsmethoden (Ultraschall, CT, Kernspin) heute die Notwendigkeit von Laparoskopien nur noch in Einzelfällen gegeben ist und diese selbst in Spezialkliniken nur noch selten durchgeführt werden. An diesem Beispiel sieht man, dass die oft gescholtene moderne Apparatemedizin den jeweils betroffenen Patienten körperliche Belastung abnimmt und diagnostisch nicht invasiv zum gleichen Ziel kommt oder sogar zu einem besseren.

Die technische Durchführung der Untersuchung ist einfach, bereitet kaum Schmerzen und dauert knapp eine halbe Stunde. Allerdings ist ein gewisses Unbehagen für den Patienten unvermeidlich, auch wenn er durch Medikamente in einen Dämmerschlaf versetzt wird.

Unter örtlicher Betäubung wird zunächst durch eine vorsichtig eingeführte dünne Nadel Lachgas in den Bauchraum eingeblasen, sodass die vordere Bauchwand sich von den Eingeweiden abhebt. Dadurch entsteht ein luftgefüllter Hohlraum, der die Besichtigung der Baucheingeweide durch ein optisches Instrument ermöglicht. Dieses Instrument besteht aus einem 20 cm langen, bleistiftdünnen Rohr, das ähnlich wie ein Fernrohr konstruiert ist. Um das Innere der Bauchhöhle zu erhellen, befinden sich in diesem Instrument, dem *Laparoskop*, Bündel von Glasfasern, die Licht von einer außerhalb aufgestellten Lichtquelle in den Bauch einleiten. Die Lichtverhältnisse sind so einwandfrei, dass ohne weiteres auch Fotografien zu gewinnen sind. Bei der bildlichen Dokumentation hat sich die Videotechnik durchgesetzt. Die Aufzeichnungen erlauben auch nach der Untersuchung noch eine Überarbeitung unmittelbar erstellter Befunde. Mit dieser Technik kann der Arzt nicht nur die Leber einsehen, sondern auch die Gallenblase, die Milz und Teile des Darmes. Mit einem speziellen Instrumentarium ist es ihm dann möglich, unter Sicht, gezielt also, Lebergewebe aus Bezirken zu entnehmen, die krankhaft verändert erscheinen. Infolge der Sichtmöglichkeit kann auch kontrolliert werden, ob die Gewebeentnahme zu Blutungen geführt hat oder nicht. Sind Blutungen aufgetreten, besteht die Möglichkeit, diese »vor Ort« zu stillen. Damit ist die Bauchspiegelung, zusammen mit einer gezielten Gewebeentnahme, eine wesentlich umfassendere Untersuchung als die oben geschilderte Leberblindpunktion. Sie erlaubt, in kurzer Zeit das wahre Ausmaß einer Lebererkrankung zu erkennen oder auch vorher geäußerte Verdachtsmomente auszuräumen.

Das subjektive Befinden des Patienten während einer *Bauchspiegelung* ist im Wesentlichen geprägt durch die Gasansammlung in der Bauchhöhle. Er kann dabei Empfindungen haben, die mit dem Völlegefühl nach einer überreichen Mahlzeit vergleichbar sind. Auch kann es infolge der Zwerchfellreizung gelegentlich zu leichteren, in die Schultern ausstrahlenden Schmerzen kommen. Werden diese Beschwerden zu unangenehm, können sie durch eine Injektion schlagartig beseitigt werden.

Normalerweise wird die Laparoskopie im Krankenhaus vorgenommen. Es gibt aber auch in der Methode geübte Ärzte, die diese Untersuchung im Rahmen ihrer Praxis als niedergelassene Spezialärzte durchführen.

Jeder Untersucher wird alle Möglichkeiten nutzen, etwaige Komplikationen auszuschließen. Dennoch sind unvorhersehbare Zwischenfälle möglich. Die Statistik spricht auch hier von wenigen auf 10 000 Untersuchungen. Verantwortlich für solche Komplikationen sind meistens unvorhersehbare Blutungen aus verletzten Gefäßen, die nur durch einen Chirurgen gestillt werden können. In jedem Fall wird durch den Arzt eine gründliche Nachsorge durchgeführt werden.

Spezialuntersuchungen

Mit den in den vorangegangenen Abschnitten besprochenen Untersuchungsmethoden lassen sich erfahrungsgemäß fast alle Lebererkrankungen erkennen. In wenigen Fällen kann es jedoch notwendig werden, Spezialuntersuchungen anzuwenden. Es würde den Rahmen dieses Ratgebers sprengen, alle möglichen weiteren Untersuchungen in Einzelheiten zu schildern. Meist wird vor solchen Untersuchungen ein ausgiebiges ärztliches Gespräch mit dem Erkrankten stattfinden, damit er versteht, warum etwa eine direkte Blutdruckmessung im Pfortaderkreislaufsystem notwendig wird oder auch eine röntgenologische Darstellung des Gefäßsystems seiner Leber mittels *Katheterdiagnostik*. Andere Untersuchungen mögen notwendig sein, um abzuschätzen, welches Risiko ein Patient eingeht, wenn er sich zu einer chirurgischen Behandlung entschließt. Hier wird meist im Einzelfall entschieden, generelle Ratschläge lassen sich kaum formulieren.

Erkrankungen der Leber

Erkrankungen der Leber sind in jedem Fall ernst zu nehmen, da durch die überaus wichtige Funktion dieses Organs für den Stoffwechsel, die Synthese lebensnotwendiger Körperbestandteile, die Verdauung und das Immunsystem eine Störung schwere Rückwirkungen auf den gesamten Organismus hat. Eine besondere Gefahr besteht darin, dass akute Krankheiten, also solche, die in der Regel nach einer bestimmten Zeit ausheilen und bei denen das betroffene Organ wieder völlig gesund wird, in eine chronische, also eine andauernde Form übergehen. So kann z. B. eine *akute Hepatitis (Leberentzündung)* chronisch werden, was wiederum eine Leberzirrhose, also eine *Leberschrumpfung,* nach sich ziehen kann, die lebensbedrohlich ist. Auch viele andere Lebererkrankungen können, sollten sie sich chronisch entwickeln, zu einer Leberzirrhose führen. So sind die Vorstufen der Leberschrumpfung zahlenmäßig bedeutender als die Zirrhose selbst. Einem großen Teil dieser Vorstadien kann durch entsprechende Maßnahmen ein günstigerer Verlauf gegeben werden, in manchen Fällen ist sogar eine Heilung möglich.

Wichtig

Auch bei Lebererkrankungen gilt der Leitsatz »Vorbeugen ist besser als Heilen«, sodass eine wichtige Aufgabe für den Arzt und den Patienten darin besteht, alles zu tun, um die Entwicklung einer chronischen aus einer akuten Erkrankung zu verhindern.

Formen der akuten Hepatitis (Leberentzündung)

Der Begriff »Hepatitis« bedeutet im Allgemeinen, dass sich in der Leber eine entzündliche Reaktion abspielt, ohne dass damit etwas über die Ursache ausgesagt wird. Im landläufigen Sinne wird unter dem Begriff die *infektiöse, virusbedingte Hepatitis* verstanden. Wir wissen heute, dass unter Virushepatitis verschiedene Infektionen zu verstehen sind, die sich durch die Art des Virus, den Ansteckungsweg, die Zeit zwischen Ansteckung und Erkrankung (die so genannte *Inkubationszeit*) und die Neigung zu Folgekrankheiten unterscheiden. Die Erkrankung selbst dagegen ist meistens bei den einzelnen Hepatitisformen nicht unterschiedlich. Aus Ergebnissen der Virusforschung und Untersuchungen zum unterschiedlichen Verhalten von Antikörpern sowie durch Ausschlussuntersuchungen können wir heute mindestens 7 unterschiedliche Hepatitisformen unterscheiden. Sie werden bezeichnet als Hepatitis A, Hepatitis B, Hepatitis C, Delta-Hepatitis, Hepatitis E, Hepatitis GB und Nicht-A-bis-G-Hepatitis (Erreger unbekannt). Es sind dies die so genannten »klassischen« Virushepatitiden. Daneben gibt es noch Hepatitiden durch andere Viren. Am häufigsten sind dies die Leberentzündungen bei Infektionen mit dem Ebstein-Barr-Virus (Pfeiffer'sches Drüsenfieber) und dem Zytomegalievirus, die als »Begleithepatitis« bezeichnet werden, also keine eigenständigen Lebererkrankungen sind. Der Arzt wird bei einer durch Laboruntersuchungen festgestellten Hepatitis ohne Hinweise für das Vorliegen einer »klassischen Hepatitis« Antikörperuntersuchungen veranlassen, um nach einer Ebstein-Barr-Virusinfektion oder einer Zytomegalieinfektion zu suchen.

Hepatitis A

Unter *Hepatitis A* verstehen wir heute die *epidemische Virushepatitis* (epidemisch = massenhaftes Auftreten in einem begrenzten Gebiet für einen begrenzten Zeitraum). Sie ist weltweit sicherlich die häufigste Form und viele Menschen haben sie durchgemacht, ohne dass ihnen mehr als eine Erinnerung daran zurückgeblieben ist. Andere wiederum haben sich mit dem Virus auseinander gesetzt, ohne es je verspürt zu haben.

Mittels spezieller mikroskopischer Techniken gelang es Anfang der 70er-Jahre, den Hepatitis-A-Virus sichtbar zu machen. Es handelt sich um ein sehr kleines, kubisches Gebilde, dessen natürlicher Wirt der Mensch ist. Die Inkubationszeit beträgt zwischen 14 und 40 Tagen. Der häufigste Übertragungsweg von Mensch zu Mensch ist die Schmierinfektion, d. h., virushaltiges Material (z. B. Stuhl, Nahrungsmittel wie virushaltige Muscheln) muss in Kontakt mit dem Körper kommen. Am häufigsten erkranken Kinder oder junge Erwachsene, die dann nach Überstehen der Erkrankung zeitlebens gegen diese Infektion gefeit sind. Mit zunehmendem Lebensalter nimmt daher der Grad der Durchseuchung der Bevölkerung zu, und jenseits des 60. Lebensjahres dürfte nahezu jeder die Erkrankung durchgemacht haben. Allerdings wird in den industrialisierten Ländern die Virushepatitis A seltener, sodass auch der Durchseuchungsgrad der Bevölkerung während des jugendlichen Alters abnimmt.

Anders ist dies in den weniger entwickelten Ländern, wo die Virushepatitis A immer noch endemisch ist, d. h., der Virus ist dort heimisch. Dies gilt besonders für die Mittelmeerländer. Manchen Reisenden in diese Gebiete blieb die Hepatitis-A-Infektion in unangenehmer Erinnerung.

Hat sich ein Patient mit dem Hepatitis-A-Virus infiziert, so beginnt er nach etwa 14 Tagen bis 3 Wochen, den Virus mit dem Stuhl auszuscheiden. In dieser Phase ist er für andere bereits infektiös, merkt selbst aber meist von seiner beginnenden Lebererkrankung noch nichts, denn diese tritt erst etwa eine weitere Woche später auf. Erstes Anzeichen ist ein Anstieg der Transaminasen (s. S. 24). Mit Zunahme seiner dann folgenden *Gelbsucht,* des *Ikterus,* nimmt die Virusausscheidung im Stuhl ab oder hat bereits aufgehört, d. h. die Infektiosität des Erkrankten ist beendet, obwohl er noch immer glaubt, dass er für seine Umgebung ansteckend ist. Bei entsprechender Untersuchung lassen sich schon früh im Krankheitsverlauf Antikörper gegen den Hepatitis-A-Virus nachweisen. Beweisend für die frische Infektion ist ein Antikörper der Immunglobulinklasse M. Immunglobuline sind Abwehrstoffe, die vom Immunsystem gegen spezielle Erreger gebildet werden. Die Antikörper der Immunglobulinklasse M sind charakteristisch für die Abwehrantwort des Körpers kurz nach der Infektion. Danach bilden sich Antikörper der Immunglobulinklasse G, welche später gegen eine Neuinfektion schützen. Die klinische Erkrankungsdauer an einer Hepatitis A beträgt im Allgemeinen etwa 4–6 Wochen. Nur in wenigen Fällen dauert die Erkrankung etwas länger, manchmal 3–4 Monate. In seltenen Fällen (ca. 10 Prozent) kommt es im abklingenden Verlauf der Hepatitis A zu einem erneuten Anstieg der so genannten Leberwerte. Dies ist keine Wiederkehr *(Rezidiv)* der Erkrankung, sondern nur eine besondere Verlaufsform, die nicht zur Beunruhigung führen darf. Sie heilt dann aber aus. Chronische Formen, wie wir sie noch bei der Hepatitis-B-Infektion u. a. kennen lernen werden, sind bei der Hepatitis A bisher noch nicht beobachtet worden.

Hepatitis B

Die heute *Hepatitis B* genannte Entzündung der Leber wurde früher als *Serumhepatitis* bezeichnet, da man entdeckt hatte, dass sie z. B. nach Blutübertragungen auftritt oder nach Verletzungen mit Injektionsnadeln, die zuvor bei einem Erkrankten verwendet wurden.

Seit Mitte der 60er-Jahre weiß man wesentlich mehr über diese Erkrankung und Anfang der 70er-Jahre wurde der Erreger zum ersten Mal gesehen. Der Virus ist etwa doppelt so groß wie der der Hepatitis A und besteht aus einem Kern (engl.: »core«) und einer ihn umschließenden Hülle (engl. als »surface« bezeichnet). Gegen beide dieser Bestandteile des Virus bildet der Organismus Antikörper. Da infektiöse Stoffe, die den Organismus zur Bildung von Antikörpern anregen, *Antigene* genannt werden, kennen wir ein Hepatitis-B-surface-Antigen (HBs-AG), ein Hepatitis-B-core-

Antigen (HBc-AG) und die entsprechenden Antikörper (AK), wie HBs-AK und HBc-AK. Später fand sich dann, dass dieser Virus sich nicht allein im Blut von Erkrankten aufhält, sondern in fast allen Körpersekreten zu finden ist, so u. a. im Speichel und in der Samenflüssigkeit des Mannes. Damit musste auch von der ursprünglichen Annahme, dass die Erkrankung nur durch Blut übertragen werden kann, abgerückt werden.

Engen Körperkontakt: Die Hepatitis B zählt daher heute zu den auch durch engen Körperkontakt übertragbaren Infektionskrankheiten. Hierbei spielt der Intimkontakt eine sehr erhebliche Rolle. Im alltäglichen Leben dürfte hier wohl besonders bei häufig wechselnden Partnern und beim Tourismus eine der Hauptinfektionsquellen zu suchen sein. Ein Hauptübertragungsweg aber ist immer noch der über infiziertes Blut. Dies erklärt deutlich, dass der gefährdete Personenkreis in medizinischen Berufen zu finden ist. Gefährdet können aber auch Patienten sein, bei denen Transfusionen mit nicht sorgfältig untersuchtem Blut vorgenommen wurden, und Personen, die in Lagern und Asylen leben. Einem hohen Gefährdungsgrad, an Hepatitis B zu erkranken, setzen sich auch Drogenabhängige aus, die sich das Rauschmittel in die Vene spritzen und das Injektionsbesteck mit anderen Drogenabhängigen teilen. In der Gruppe der Drogenabhängigen stellt das Hepatitisproblem ein erheblich hohes Risiko für die Gesundheit dar, abgesehen von dem Problem der erworbenen Immunschwäche AIDS.

Die Kenntnis der Hauptübertragungswege war eine wichtige Voraussetzung für die medizinische Strategie zur Verhütung der Hepatitis-B-Infektion durch Impfprogramme und durch Spenderuntersuchungen vor Blutspenden. Hiervon wird im Kapitel »Impfmöglichkeiten« noch die Rede sein.

Die *Inkubationszeit* für Hepatitis B beträgt 40–200 Tage. Ursache für die unterschiedlichen Zeiten dürfte die Menge an infektiösem Material sein, das in den Organismus eingedrungen ist. Von dieser Menge hängt auch ab, wie stark sich die Erkrankung ausprägt. Ähnlich wie bei Hepatitis A lassen sich bei Hepatitis B Viruspartikel bereits Wochen vor dem eigentlichen Ausbruch der Erkrankung nachweisen. Die Hepatitis B verläuft ähnlich wie Hepatitis A mit Fieber und Gelbsucht. Auch eine Hepatitis B heilt in den meisten Fällen folgenlos aus. Wir wissen aber, dass etwa 10–15 Prozent der Erkrankungen in ein chronisches Stadium übergehen. Bemerkenswert ist, dass um so seltener chronische Verläufe zu beobachten sind, je stärker die Gelbsucht ausgeprägt war, also je intensiver der

Krankheitsverlauf war. Schleichende Erkrankungen werden häufiger chronisch. Hier spielen wohl erbliche Voraussetzungen eine Rolle, die bestimmen, mit welcher Kraft sich ein Organismus gegen Infektionen wehren kann oder nicht.

Wie viele Menschen tragen den Hepatitis-B-Virus?

Etwa 1 Prozent unserer Bevölkerung ist einmal mit dem Hepatitis-B-Virus in Kontakt gekommen, ohne es völlig aus dem Körper zu entfernen. Meist ist dann der Viruskontakt ohne bemerkenswerte Erkrankungsphase abgelaufen und der Virus wurde zufällig entdeckt. Die meisten dieser Menschen fühlen sich nicht krank, sind leistungsfähig und brauchen sich auch keine Sorgen zu machen, dass es langfristig zu einer Schädigung der Leber kommen könnte. Im Hinblick auf eine Ansteckung der Menschen aus der engen Umgebung ist jedoch Vorsicht geboten, denn sie ist durchaus möglich. Betroffene sollten sich vom Arzt untersuchen lassen, inwieweit sie schon einen ausreichenden Schutz gegen den Hepatitis-B-Virus haben, und sich beraten lassen, was zum Schutz zu tun ist. Hier ist die individuelle Situation ausschlaggebend, sodass keine allgemein gültigen Ratschläge gegeben werden können. In allen Fällen wird es aber sinnvoll erscheinen, bei nicht bestehendem Immunschutz beim Intimpartner eine aktive Schutzimpfung durchzuführen.

Hepatitis C

Die *Hepatitis C* wurde als eigenständige Virushepatitis in den ausgehenden 80er-Jahren erkannt, und zwar als Ergebnis der weltweiten Forschung zur Klärung des Infektionserregers der weder der Hepatitis A noch der Hepatitis B zuzuordnenden Hepatitiserkrankungen (so genannte Nicht-A-nicht-B-Hepatitis). In Fortschreibung der alphabetischen Benennung bekannter und bestimmbarer Hepatitisviren wurde es mit dem Buchstaben C benannt, der Hepatitisvirus C (HCV). Schätzungen zur Häufigkeit der Hepatitis-C-Infizierten sind sehr unsicher. Für die Bundesrepublik wird mit einer Durchseuchung von 1 Prozent der Bevölkerung gerechnet, was eine Zahl von ca. 800 000 Infizierten bedeuten würde.

Das Virus ist heute mit modernen Methoden zum Antikörpernachweis und mit molekularbiologischen Methoden zum direkten Virusnachweis gut zu erkennen. Die Molekularbiologie ermöglicht es heute auch, verschiedene Rassen, sogenannte Genotypen des Hepatitis-C-Virus zu erkennen, die in unterschiedlichen Regionen heimisch sind. Die Genotypen 1 a und 1 b sind in unseren Breiten und den USA vorherrschend, die Rasse 4 in Afrika und Arabien. Welche Bedeutung diese Genotypen letztendlich haben, ist nach wie vor Gegenstand wissenschaftlicher Untersuchungen. Zumindest hat es sich jedoch abgezeichnet, dass der Genotyp 1 b für die bisherigen Therapiekonzepte nicht sehr empfänglich ist. Wie sich diese Empfänglichkeit im Fortschritt der Therapieregime zeigt, muss abgewartet werden.

Erworben wird die Hepatitis-C-Infektion über einen noch nicht endgültig bestimmten Infektionsweg im Rahmen des allgemeinen Lebens oder durch Blutübertragung bzw. Gabe von Blutprodukten. Letzterer Übertragungsweg war vor der Kenntnis um diesen Virus ein hohes Risiko, das bei meist lebensnotwendigen Blutübertragungen mit 5–6 Prozent in Kauf genommen werden musste. Nachdem es möglich wurde, Blutspender auf eine Hepatitis-C-Infektion zu testen, ist das Restrisiko auf weniger als 0,5 Prozent gesunken.

Die Frage der Übertragung stellt sich bei mit Betroffenen lebenden Personen häufig. Die Übertragung parenteral, also unter Umgehung des Verdauungsweges, durch infiziertes Blut oder Körperflüssigkeit ist gegeben, da der Virus im Blut sowohl bei akut als auch bei chronisch infizierten Personen vorhanden ist. Hinsichtlich der Gabe von Blutprodukten und Blut selbst wird durch Spenderscreening dieses Risiko weitgehend minimiert, wie bereits oben ausgeführt. Wir kennen aber heute diesen parenteralen Übertragungsweg auch noch durch gemeinsame Benutzung von Injektionsnadeln bei intravenös Drogenabhängigen. Die Übertragung durch gemeinsame Nutzung von Nassrasierern, Nagelscheren und Zahnbürsten ist möglich und wird in der Literatur genannt. Auch Tätowierungen und Piercings gelten als drohende Infektionsquelle.

Nicht eindeutig nachgewiesen werden konnten Übertragungen des Hepatitis-C-Virus durch Speichel, Schweiß, Tränen, Sperma und Muttermilch, obwohl der Virus auch in diesen Sekreten nachweisbar ist. Der sexuelle Übertragungsweg ist zwar prinzipiell möglich, aber von untergeordneter Bedeutung. Diskutiert wird eine Abhängigkeit von der Höhe der Viruslast, also der Menge von Viren/ml im Plasma des Betroffenen. Diskutiert wird ferner ein höheres Risiko bei Personen mit häufig wechselnden Geschlechtspartnern und bei einer gleichzeitig bestehenden HIV-Infektion.

Die vertikale Übertragung, d. h. die Übertragung des Virus von einer infizierten Mutter auf das Kind, ist möglich, wird aber unterschiedlich bewertet; Angaben beziffern ein Risiko zwischen 0 und ca. 30 Prozent. Auch hier ist die Viruskonzentration im mütterlichen Blut bedeutsam, da bei hoher Virämie die Zahl der infizierten Kinder statistisch höher ist. Die

HCV-Infektion bietet keinen Grund für einen Schwangerschaftsabbruch und auch keinen Grund für ein Abstillen, da kein Fall einer Transmission durch Stillen bekannt wurde.

Vor diesem Hintergrund ergibt sich die Antwort auf Fragen nach der Prävention. Im medizinischen Bereich sind das die üblichen hygienischen Maßnahmen sowie die Testung von Personen bei Organspende, Gewebespende und Spermaspende. Auch zur Blutspende werden nur Spender zugelassen, die HCV-negativ sind. Bei Tätowierungen und Piercings müssen einwandfreie hygienische Bedingungen gesichert sein wie auch die Verwendung von Einmalnadeln.

Hinsichtlich der sexuellen Übertragung wird der Kondomgebrauch bei wechselnden Geschlechtspartnern bzw. HCV-Positivität empfohlen.

Das Übertragungsrisiko in der Familie ist als gering einzuschätzen. HCV-positive Betroffene sollten verhindern, dass ihr Blut oder andere Sekrete mit nicht infizierten Personen in Kontakt kommen, sollten gemeinsames Nutzen von Rasierern, Nagelscheren, Zahnbürsten und ähnlichen Gegenständen vermeiden und offene Wunden abdecken. Für HCV-infizierte Kinder oder Schüler ist ein Verweis von Kindergarten- oder Schulbesuch unangemessen und aufgrund der wissenschaftlichen Daten auch nicht gerechtfertigt.

Die heutige Sicherheit der Erkennung der Infektion durch moderne Testmöglichkeiten konfrontiert in zunehmendem Maße Patienten mit bislang ungeklärt erhöhten Leberwerten mit der Diagnose einer Hepatitis-C-Infektion. Medienberichte mit reißerischen Schilderungen von Erkrankten haben viele Menschen mit abnormen Leberwerten aufgeschreckt, die sich in großer Besorgnis an ihren Arzt wandten. Hier sollte eventuell durch den behandelnden Arzt der Weg zum Spezialisten gesucht werden, um die Gemüter zu beruhigen und die Behandlung zu fundieren.

Hepatitis C ist für Betroffene im Verlauf gekennzeichnet durch erhöhte Leberwerte und Gelbsucht sowie das Befinden ausgeprägter körperlicher Erschlagenheit. Eigenheit der Infektionserkrankung ist das Auf und Ab der Leberwerte. Die Erkrankung verläuft schubartig. Das Auf und Ab von Transaminasen und Gamma-GT war vor der Entwicklung von Testverfahren auf Hepatitis-C die einzige Möglichkeit, die Erkrankung zu erkennen. Man nimmt an, dass der Organismus ständig versucht, den Hepatitis-C-Virus zu entfernen, der dann aber immer wieder aufs Neue seine Struktur ändert und so diese körperspezifischen Bemühungen unterläuft. Eine weitere Eigentümlichkeit ist, dass die Gamma-GT (s. S. 25 f.) als zeitlich erstes Anzeichen der Infektion ansteigt und einziges Anzeichen einer bleibenden Infektion sein kann.

Der menschliche Organismus ist hinsichtlich einer Bewältigung der Infektion leider nicht sehr erfolgreich. Man rechnet, dass ca. 50–70 Prozent der Erkrankten einen chronischen Verlauf entwickeln. In wiederum 50 Prozent dieser Verläufe entwickelt sich eine Leberzirrhose. Die Erkrankung ist daher nicht auf die leichte Schulter zu nehmen. Bei chronischem Verlauf wird daher der behandelnde Arzt vor dem Hintergrund therapeutischer Möglichkeiten Maßnahmen ergreifen müssen.

Delta-Hepatitis

Die *Delta-Hepatitis* befällt nur Patienten, die bereits mit dem Hepatitis-B-Virus infiziert sind, denn der Delta-Virus benötigt zur eigenen Vermehrung die Hüllsubstanz des Hepatitis-B-Virus. Man denkt an eine Delta-Virusinfektion bei Hepatitis-B-Infizierten, wenn bei ihnen ein erneuter Hepatitisschub auftritt oder die Hepatitis einen bedrohlichen Verlauf nimmt (so genannte *fulminante Verlaufsform*). Die Erkrankung ist seit 1977 bekannt, aber mit einem Test erst seit 1980 zu diagnostizieren. Die Delta-Virusinfektion ist weltweit beobachtet worden, spielt bei uns unter den Hepatitis-B-Infizierten insgesamt gesehen aber keine große Rolle.

Hepatitis E

Die *Hepatitis E* ist eine Hepatitisinfektion, die erstmals auf dem indischen Subkontinent entdeckt wurde und mittlerweile in Südostasien mehrfach gefunden wurde, ebenso in Mexiko sowie in Sibirien. Bedingt durch den Tourismus werden Hepatitis-E-Erkrankungen in Einzelfällen weltweit bekannt, so auch bei uns. Die Erkrankung hat hauptsächlich epidemischen Charakter und wird durch Schmierinfektion übertragen; zweifelhafte hygienische Zustände sind meistens die Voraussetzung für die Infektionsausbreitung.

Tipp Diese Infektionskrankheit ähnelt in ihrem Auftreten der Hepatitis A, sie befällt jedoch vorwiegend Männer mittlerer Altersstufe (3. bis 4. Lebensjahrzehnt), aber auch Frauen, bei denen im Falle einer Schwangerschaft *tödliche Verläufe* für Mutter und Kind nicht selten sind.

Der Virus ist nach Infektionsbeginn im Stuhl innerhalb von 10 Tagen nachweisbar, Antikörper stellen sich nach ca. 6 Wochen ein. Diese Anti-

körper haben aber offensichtlich keine lebenslange Schutzfunktion, sodass Neuinfektionen möglich sind. Der Virus ist molekularbiologisch bekannt und mit geeigneten Methoden erkennbar, Tests auf Antikörper stehen zur Verfügung.

Die Erkrankung ist episodisch und gutartig und nur bei Schwangeren kritisch. Chronische Verläufe sind bisher unbekannt; damit steht keine
Impfmöglichkeit zur Verfügung.

Hepatitis F

Japanische Forscher haben kürzlich bei Patienten mit akuter Hepatitis
Hinweise für einen bisher nicht bekannten Virus gefunden, den sie in
Fortsetzung der alphabetischen Benennung als *Hepatitis F* bezeichnet haben. Hierzu sind klinische Einzelheiten noch nicht bekannt. Für eine besondere klinische Bedeutung als Lebererkrankung sprechen keinerlei
wissenschaftliche Befunde.

Hepatitis GB, Hepatitis G

In jüngster Zeit haben japanische Forscher aufbewahrte Blutproben von
Menschen mit Hepatitiserkrankungen untersucht, bei denen zur Unter-
suchungszeit keiner der bekannten Erreger gefunden werden konnte. Im
Blut eines solchen Patienten wurde nun ein Virus gefunden und soweit
erforscht, dass eine Suche nach diesem neuen Erreger nun auch im Blut
von anderen Patienten durchgeführt werden kann, bei denen keiner der
bislang bekannten Viren festzustellen ist. Die Bezeichnung »GB« bezieht
sich auf die Namensinitialen des erstmals an dieser Infektion erkrankten
Menschen in den USA.

Zur Verbreitung und zum Ansteckungsweg mit diesem GB-Virus wissen
wir zur Zeit noch nichts, auch nicht zum generellen Verlauf der Erkrankung. Chronische Verläufe bis hin zur Leberzirrhose sind aber wohl Teil
der Infektionserkrankung. Das Vorkommen von Virusträgern in der Bevölkerung ist hoch und dürfte bis zu 4 Prozent betragen. Die Perspektive
hierzu ist offen.

Hepatitis TT

Das TT-Virus (TTV) wurde 1997 bei einem japanischen Patienten nach einer nach Bluttransfusion aufgetretenen Hepatitis unbekannter Ursache
isoliert. Die Buchstaben zur Virusbezeichnung sind auch hier die Initia-
len des betroffenen Patienten (T.T.). Mit modernen molekularbiologischen Verfahren konnte der Virus gut bestimmt werden. Es dürfte heute

aber feststehen, dass der Virus als bedeutsame Ursache für eine Lebererkrankung weitgehend zu vernachlässigen ist.

Hepatitis Non-A-bis-E (»Erreger unbekannt«)

Trotz unserer modernen Forschungsmöglichkeiten bleibt bisher in etwas weniger als 5 Prozent der Erkrankungen an Virushepatitis die Erregersuche offen, d.h. es ist keiner der bekannten Erreger nachzuweisen. Für diese Erkrankungsfälle hat eine international zusammengesetzte Expertenkommission die Krankheitsbezeichnung »Hepatitis Non-A-bis-E« (»Erreger unbekannt«) festgesetzt. Nachdem diese Viren bekannt wurden und eine eigene Bezeichnung bekamen, steht »Non-A-bis-E« für die Erfahrung, dass das Spektrum Hepatitis auslösender Viren zur Zeit noch nicht endgültig bekannt ist. Was sich hinter diesen noch unbekannten Hepatitisviren verbirgt, muss die Zukunft zeigen.

Autoimmun-Hepatitis

Neben den oben besprochenen virusbedingten Leberentzündungen gibt es Hepatitiserkrankungen akuter und chronischer Natur, die sich entwickeln, weil der Körper mit seinem Immunsystem aus irgendwelchen Gründen die eigene Leber nicht mehr als körpereigen erkennt und Botenstoffe *(Autoantikörper)* bildet, die zu Leberzellenuntergang mit Vernarbungen der Leber bis hin zur Leberzirrhose führen. Der Körper stößt hierbei seine Leber durch eine Aktivierung seines Immunsystems ab. Ob Viren (z.B. Hepatitis-C-Viren oder Epstein-Barr-Viren) dies bewirken, ist offen.

Erkennbar ist diese Erkrankung mit speziellen Untersuchungen zum Verhalten der Autoantikörper, d.h. von Untersuchungen auf Boteneiweiße, die in ihrer Funktion zersetzend auf Strukturen der Leber einwirken und damit diese – unbeeinflusst – bis zum Organverlust zerstören können.

Erstmals beschrieben wurde dieses Krankheitsbild von Prof. Kunkel bei vornehmlich betroffenen jungen, blonden Frauen, den so genannten »Kunkel-Girls«. Mittlerweile weiß man jedoch, dass die Erkrankung Erwachsene jeden Geschlechtes in jeder Altersstufe befallen kann.

Nach dem ersten Bekanntwerden dieser Erkrankung schenkte man ihr hinsichtlich der klinischen Bedeutung keine große Beachtung. Mit zunehmender Erfahrung und aussagekräftiger Testmethoden wissen wir aber, dass diese Krankheitsgruppe mit ihren vielen Unterformen bedeutsam ist. Wenn bei einer gewissenhaft durchgeführten Leberdiagnostik sichere Hinweise auf häufige Ursachen fehlen, sind autoimmunologische

Untersuchungen unabdingbar. Ihre Unterlassung ist nicht zu rechtfertigen, da bei erkannten autoimmunen Hepatitiden eine gute Heilungschance besteht, bei unerkannt gebliebenen aber ein lebensverkürzender Verlauf eintreten kann.

Ein Arzt, der gewissenhaft untersucht, wird daher in solchen Fällen die Untersuchung auf antinukleäre Antikörper (ANA), auf Antikörper gegen Leber-Nieren-Membranen (LKM) sowie auf Antikörper gegen glatte Muskulatur (ASMA) veranlassen, um Hinweise für eine autoimmune Hepatitis zu erhalten.

Hepatitis als Begleiterkrankung
Es gibt eine Reihe von Viren, die neben den eigentlich durch sie ausgelösten Krankheiten auch zu einer zeitweiligen Entzündung der Leber führen. Am bekanntesten ist hierbei das *Pfeiffer'sche Drüsenfieber* (Epstein-Barr-Virus, EBV), die Zytomegalie (eine auf den Embryo oder das Neugeborene übertragene Viruserkrankung) und das *Gelbfieber*. Die Leberentzündung steht bei diesen Infektionserkrankungen aber nicht im Vordergrund und ist somit keine eigenständige Erkrankung. Es sei daher nur auf diese Formen hingewiesen, ohne im Einzelnen darauf näher einzugehen.

Es bedarf natürlich bei der Diagnostik einer akuten Hepatitis der Überprüfung, ob eine dieser Infektionserkrankungen mit Begleithepatitis vorliegt. Dies gehört aber zum diagnostischen Programm des behandelnden Arztes.

Krankheitsverlauf der akuten und chronischen Hepatitis

Obwohl unterschiedlichste Erreger für die *Virushepatitis* verantwortlich sind, so ist doch das Krankheitsbild der 7 Formen relativ gleich.

Bevor die heute üblichen Bluttests entwickelt wurden, war es nicht immer ganz einfach, die Erkrankung zu erkennen. Vielfach gelang dies nur durch feingewebliche Untersuchung des Lebergewebes. Heute dagegen wird diese selten notwendig. In den meisten Fällen lässt sich durch Erregernachweis und andere Bluttests die Natur der Erkrankung aufdecken.

So relativ gutartig die Erkrankung auch ist, für einen nicht geringen Teil der Erkrankten bedeutet sie doch immer eine gewisse Bedrohung. Diesen Erkrankten sei aber gesagt, dass die akute Leberentzündung ein natürlicher Vorgang ist, mit dem sich der Körper des Eindringlings entledigt.

Die 2 Stadien einer Virushepatitis

1. Stadium: Der Erkrankte merkt hier noch nicht, dass er an einer Hepatitis leidet, denn die ersten Symptome wie körperliche Schwäche und verminderte Leistungsfähigkeit können auch bei diversen anderen Erkrankungen auftreten. Die folgenden Beschwerden wie Fieber, Kopf-, Gelenk- und Muskelschmerzen erinnern an eine Grippe. Es können aber auch Übelkeit, Appetitlosigkeit und Durchfälle auftreten. Das erste Stadium dauert etwa eine Woche.

2. Stadium: Hier wird nun die eigentliche Lebererkrankung deutlich: Es kommt zum Transaminasenanstieg im Blut und zu einer Gelbsucht. Die Verläufe können aber sehr unterschiedlich sein: Bei einigen Erkrankten sind nur die Transaminasen erhöht, bei anderen entwickelt sich auch ein Ikterus (Gelbsucht), der an einen Gallengangverschluss denken lässt.

Freilich gehen dabei Leberzellen zugrunde, aber die Wiederbildungsrate von Leberzellen ist so hoch, dass dies insgesamt nicht gefährlich ist. Nur in Ausnahmefällen kann der Entzündungsvorgang so überschießend verlaufen, dass sich der Verlust des Organgewebes auf den gesamten Körper auswirkt. Es sind dies die seltenen Verläufe, die als »fulminante Hepatitis« bezeichnet werden. Da der betreuende Arzt um die Möglichkeit weiß, wird er durch regelmäßige Kontrollen der Blutwerte versuchen, die Entwicklung dieser Komplikation frühzeitig zu erkennen. Durch intensive Behandlungsmaßnahmen wird dann versucht werden, einen lebensgefährlichen Krankheitsverlauf zu verhindern. Vielleicht sind es diese Behandlungsmaßnahmen, die dazu geführt haben, dass heutzutage solche tödlichen Ausgänge der akuten Leberentzündung in den zivilisierten Ländern zu Seltenheiten gehören.

Nicht leberbezogene (extrahepatische) Begleiterkrankungen

Es wurde bereits erwähnt, dass Hepatitisinfektionen Virusinfektionen des gesamten Organismus sind. Daraus ergibt sich, dass auch an anderen Organen oder Organsystemen krankhafte Veränderungen auftreten können. Die zunehmende Kenntnis um die Hepatitisvirusinfektion hat für die im Folgenden zu besprechenden Veränderungen einen relativ gut gesicherten Zusammenhang ergeben, weil diese Veränderungen sich unter einer erfolgreichen Behandlung zurückbildeten.

Noch vor Bekanntwerden der Hepatitis C war als Begleiterkrankung der Hepatitis B eine entzündliche Nierenerkrankung bekannt, die wissenschaftlich als *membranoproliferative Glomerulonephritis* bezeichnet wird. Dabei kommt es zu einer Ablagerung von Antikörperkomplexen in der Feinstruktur der Niere, insbesondere in den Strukturen der Glomerula. Das sind kunstvoll ausgebildete kleine Gefäßschleifen, die von einer Kapsel umgeben sind; in ihnen beginnt die Harnbildung. Werden durch sich membranartig an die Gefäßschleifen anlagernden Immuneiweißkörper die Glomerula in ihrer Funktion eingeschränkt, kommt es zu einer mehr oder weniger ausgeprägten Einschränkung der Nierenfunktion. Ohne Kenntnis der Zusammenhänge mit einer Hepatitis-B-Infektion wurde früher eine Cortisonbehandlung eingeleitet, was zwar zunächst hilfreich war, sich für die Gesamterkrankung aber eher nachteilig auswirkte. Später fanden sich bei der Erforschung der Hepatitis-C auch HCV-Virusbestandteile in den Ablagerungen, sodass sich auch ein HCV-virusbedingter Zusammenhang ergab. Unter einer erfolgreichen antiviralen Behandlung bilden sich diese Nierenveränderungen zurück. Erkannt wird die Erkrankung durch Eiweißnachweis im Urin.

Von der Entstehungsweise her ähnlich zu sehen ist die *gemischte Kryoglobulinämie*. Die Bezeichnung besagt, dass es zum Auftreten von verschiedenen Immuneiweißkörpern im Blut kommt, die sich bei niedriger Temperatur zusammenklumpen und sich vornehmlich in mittleren und kleineren Gefäßen ablagern. Das führt in nachgeschalteten Zirkulationsbezirken zu Durchblutungsstörungen und Systemschäden. Beobachtet werden Durchblutungsstörungen der Finger (Raynaud-Syndrom), fleckförmige Hautrötungen (Purpura), Nervenschäden und Gelenkschmerzen. Erkannt wird die Erkrankung durch das gleichzeitige Auftreten von Purpura, starker Schwäche und Gelenkschmerzen und den Nachweis von Kryoglobulinen im Blut. Auch diese Veränderungen lassen sich unter erfolgreicher antiviraler Therapie behandeln.

Eine wahrscheinlich HCV-bedingte gutartige Hauterkrankung ist die *Lichen ruber planus*. Das sind juckende, bläuliche, kleine Hauterhabenheiten (so genannte Papeln) und weiße strichförmige Veränderungen in der Mundschleimhaut. Auch hier kann die antivirale Therapie hilfreich sein.

Dies sind Beispiele für systemische Miterkrankungen, die in gehäufterem Auftreten bei Virushepatitiden zu beobachten sind, ohne andere seltenere Begleiterkrankungen auszuschließen. Es wird in jedem Einzelfall zu klären sein, ob Zusammenhänge bestehen.

Behandlung der Virushepatitiden

Es steht außer Zweifel, dass ab der Mitte der 90er-Jahre ein großer Durchbruch zur erfolgreichen Behandlung von Viruserkrankungen der Leber stattgefunden hat. Im Gegensatz zu bakteriellen Infektionen, bei denen bekannte Antibiotika erfolgreich sind, waren zuvor wirksame Stoffe gegen Viruserkrankungen nur äußerst begrenzt vorhanden und von ihrer Wirkung her nicht überzeugend.

Ausgegangen wurde von der Suche nach wirksamen Chemotherapeutika. Eine geänderte Strategie ergab sich aus den Erkenntnissen der Grundlagenforschung, die die natürlichen Abwehrmechanismen des Organismus näher aufgedeckt hat. Danach wurde gezeigt, dass bei Hepatitis-Virusinfektionen das Immunsystem Botenstoffe bildet (so genannte Zytokine), die die für die Abwehrfunktion verantwortlichen Abwehrzellen so programmieren, dass sie zur Elimination von Viren führen. Unter den Zytokinen, die bei Hepatitis-B und -C von Bedeutung sind, wurde das Interferon-alpha erkannt. Es lag nahe zu versuchen, bei entsprechend infizierten Menschen durch externe Zufuhr von Interferon-alpha den körpereigenen Eliminationsprozess zu unterstützen. Erste Versuche mit aus menschlichem Blut gewonnenem und gereinigtem Interferon-alpha zeigten therapeutische Erfolge. Der forschenden pharmazeutischen Industrie gelang es, Interferon-alpha mittels gentechnologischer Verfahren herzustellen, arzneilich aufzuarbeiten und für den medikamentös-therapeutischen Gebrauch zur Verfügung zu stellen. Die im nächsten Abschnitt zu besprechende Interferon-Therapie der Virushepatitiden ist heute Standard.

Unter dem hoffnungsvollen Blickpunkt der Interferon-Therapie wurde aber die Suche nach Chemotherapeutika gegen Hepatitisviren nicht vernachlässigt. Zu nennen sind hier die Substanzen Ribavirin (Hepatitis C) und Lamivudin (Hepatitis B). Im Zuge der weiteren Forschung werden sicher weitere Pharmaka für die Therapie zugelassen und eingesetzt werden. Es gibt Ansätze, durch Chemotherapeutika den Vermehrungsvorgang von Hepatitisviren zu blockieren (so genannte Protease/Helicase-Hemmer). Dies soll nur als Hinweis auf weitere Perspektiven genannt sein.

Bei der Übersicht über die Behandlungsstrategien der Virushepatitiden ist es interessant, dass sich in den weniger als zehn zurückliegenden Jahren ein deutlicher Wandel der therapeutischen Ziele vollzogen hat. Ging es vorher um den Erhalt infizierter Leberzellen, ist heute die Viruselimination mit Nachweis einer negativen Viruslast (= Zahl der Viren im Blut) das Ziel. Damit verbunden ist als Folge die Normalisierung der »Leberwerte« und die sich dann anbahnende Selbstheilung der Leber.

Interferon-Therapie – Kombination mit Chemotherapeutika

Die Interferon-Therapie ist heute medizinischer Standard bei der Behandlung der Virushepatitiden B und C. Bei der chronischen Hepatitis B werden dreimal wöchentlich fünf bis sechs Millionen Einheiten unter die Haut gespritzt, zunächst über einen Zeitraum von sechs Monaten. Damit kann mit einer Erfolgsrate von 41 bis 51 Prozent gerechnet werden. Es gibt aber Hinweise, dass eine höhere Dosierung und/oder eine längere Behandlungszeit bessere Ergebnisse haben, wobei offensichtlich die noch nicht bekannte Interferon-Gesamtdosis entscheidend ist.

Ein aktueller therapeutischer Gesichtspunkt der Behandlung der chronischen Hepatitis B ist das Chemotherapeutikum Lamivudin. Diese Substanz stammt aus der Gruppe der Nukleosidanaloga. Diese Substanzen werden als »falsche Bausteine« in die Erbsubstanz der Hepatitis-B-Viren eingebaut, die sich dann nicht mehr vermehren kann. Lamivudin ist für die Behandlung der chronischen Hepatitis B zugelassen. Eine tägliche Einnahme von 100 mg pro Tag führt zu einer Verringerung der HBV-Viruslast und einer Besserung der »Leberwerte«. Eine vollständige Elimination der Hepatitis-B-Infektion mit einem dies anzeigenden Antikörpermuster wird in ca. 15 Prozent der Fälle beobachtet. Dies muss aber nicht immer das Ziel sein, denn die Besserung der Lebersituation bei durch Lamivudin verringerter Viruslast hat einen hohen Stellenwert, insbesondere bei fortgeschrittenen Lebererkrankungen, für die eine Interferon-Therapie nicht mehr möglich ist. Die Dauer der Lamivudin-Therapie bestimmt bei nicht erfolgter Viruselimination den Erfolg des Erhaltes der Leber. Solange dieser Erhalt besteht, hat daher die Behandlung mit Lamivudin eine absolute Berechtigung. Entscheidend ist nicht die Viruslast alleine, sondern hauptsächlich der klinische Status. In seltenen Fällen werden die Hepatitis-B-Viren gegen Lamivudin resistent, und die Viruslast steigt an. Auch dann noch ist die Fortsetzung der Lamivudin-Behandlung gerechtfertigt, da der Verlauf der Erkrankung danach weniger fortschreitet als bei einem Absetzen. Die positiven Erfolge einer Einzeltherapie mit Interferon oder Lamivudin legen natürlich nahe, beide Substanzen zu kombinieren, zumal sie unterschiedliche Angriffspunkte haben: die Immunstimulation durch Interferon und Hemmung der Virusvermehrung durch Lamivudin. Erstaunlicherweise ergaben sich bei entsprechenden Studien aber keine Vorteile, sodass hierzu keine positive Empfehlung gegeben wurde.

Ein Erkrankter mit chronischer Hepatitis-B-Infektion kann mit einer Wahrscheinlichkeit von ca. 50 Prozent eine Heilung seiner Infektion durch Interferon und in ca. 15 Prozent durch Lamivudin erwarten, bei der Behandlung mit Lamivudin aber auf jeden Fall einen Stillstand seiner Lebererkrankung. Mit jedem therapeutischen Vorgehen hat er Vorteile, die er nutzen sollte. Der enge Kontakt mit seinem behandelnden Arzt bei dieser Langzeittherapie gibt ihm auch die Nähe zu aktuellen medizinischen Entwicklungen.

Bei der *chronischen Hepatitis C* wurde die Interferon-Therapie Standard, nachdem eine dreimal wöchentliche Injektion von drei bis fünf Millionen Einheiten deutliche Besserungen der Infektionskrankheit gezeigt haben. Weitere Analysen der Erfolgsraten zeigten, dass die Ansprechraten von den genetischen Untertypen der HCV-Viren abhängig waren. So war der Untertyp 1 b deutlich weniger empfindlich als zum Beispiel der Untertyp 2, 3 oder 5. Hierzu gab es in der Folgezeit Erklärungen: Es hat sich nämlich ergeben, dass sich der Typ 1 b im Vergleich zu anderen Untertypen wesentlich schneller vermehrt, sodass die therapiefreien Tage bei einer Intervalltherapie ausreichten, den augenblicklichen Erfolg einer Senkung der Viruslast wieder zunichte zu machen. Die daraus gezogene Konsequenz, Interferon bei der Hepatitis-C-Infektion täglich zu verabreichen, erbrachte auch den erwarteten therapeutischen Zugewinn. Vor diesem Hintergrund wurde eine pharmazeutische Interferonaufbereitung mit Depotwirkung entwickelt, wobei die Interferon-Moleküle an Polyethylenglykol (PEG) gebunden wurden und somit das Interferon langsam und kontinuierlich an den Körper abgegeben werden kann. Damit reicht eine Injektion einmal wöchentlich. Die Dosierung dieses PEG-Interferon richtet sich nach dem Körpergewicht (1,5 µg/kg Körpergewicht).

Die Therapieerfolge mit PEG-Interferon basieren vornehmlich auch auf der Kombination mit Ribavirin, einer Substanz, die die Virusvermehrung stört. Die Substanz wurde schon früher bei bestimmten Viruserkrankungen von Kindern eingesetzt, erwies sich aber, wenn sie alleine gegeben wurde, bei der HCV-Infektion als nicht wirksam. Erst in Kombination mit Interferon kam es schon zu Zeiten der Interferon-Intervallbehandlung zu deutlich besseren Behandlungserfolgen. Ribavirin wird in einer Dosis zwischen 1 000 und 1 200 mg täglich verabreicht, wobei die höhere Dosierung für Patienten mit mehr als 75 kg Körpergewicht gedacht ist.

Die Erfolgsraten der Kombinationstherapie PEG-Interferon plus Ribavirin liegen insgesamt im Mittel bei 72 Prozent der Behandlungen, wobei Betroffene mit HCV-Genotyp-1 mit hoher Viruslast (mehr als zwei Millionen Viren pro ml Blut) mit nur 54 Prozent Behandlungserfolgen möglicherweise weniger gut abschneiden als z.B. solche mit HCV-Genotyp-2 oder -3, bei denen Behandlungserfolge von 100 Prozent beobachtet wurden. Diese Zahlen beziehen sich aber auf solche Behandlungsverläufe, bei denen die so genannte 80–80–80-Regel angewendet werden konnte, d. h. auf Betroffene, die die empfohlene Interferon-Medikation, die empfohlenen Ribavirin-Einnahmen und die empfohlene Therapiedauer von zum Beispiel sechs bis zwölf Monaten zu jeweils 80 Prozent eingehalten haben. War dies nicht der Fall, waren die Ergebnisse entsprechend schlechter. Hier zeigt sich, wie wichtig es ist, wenn die Betroffenen mitarbeiten und die ärztlichen Empfehlungen befolgen.

Für eine optimale Mitarbeit förderlich sind ein ausführliches Gespräch zwischen Arzt und Patient, bei dem folgende Punkte geklärt werden müssen: Besteht zu allen Einzelheiten wie Therapieplan, Therapieablauf, technischen Einzelheiten und Nebenwirkungen der Behandlung (siehe unten) Einverständnis? Ist eine dauerhafte Betreuung durch nur einen Arzt während der Behandlungszeit gewährleistet und ist dieser persönlich oder telefonisch möglichst durchgängig erreichbar? Werden die Laborwerte dem Betroffenen umgehend bekannt gemacht, um seine Motivation zu stärken? Sind Beratungstermine im Abstand von vier Wochen zu Beginn der Behandlung möglich? Jeder Betroffene, dem eine Interferon-Therapie empfohlen wurde, sollte sich vergewissern, dass dies in einer Art »Behandlungsvertrag« abgesprochen wird. Sie sollten sich auch vor dem Hintergrund der noch nicht endgültigen Strategie – wir sind noch in der Phase der Optimierung der Therapie – je nach Erfahrung und Kenntnisstand des Arztes ihres Vertrauens zusammen mit ihm eventuell eine zweite Meinung zur Planung der Therapie einholen.

Amantadin
Eine weitere chemische Substanz, die bei einer Hepatitis-C-Infektion zur Anwendung kommt, ist das *Amantadin*. Diese Substanz soll den Infektionsvorgang in den Leberzellen beeinflussen. Erfahrungen liegen vor, dass die Viruslast verringert werden kann, zusammen mit Interferon ein besserer Therapieerfolg zu verzeichnen ist; eine abschließende Beurteilung steht hingegen noch aus.

Medikamentöse Therapie der Hepatitisvirusinfektion – Nebenwirkungen – Hinweise
Die pharmakologische Behandlung der Virushepatitiden ist eine differenzierte Therapie mit im Vergleich zu früher hoher Wirkung, ist aber auch mit Nebenwirkungen verbunden, die üblicherweise vom Betroffenen getragen werden müssen, wenn er zusammen mit seinem Arzt die Herausforderung annimmt, eine behandlungsbedingte Virusfreiheit zu erzielen.

Die Behandlung mit Interferon alleine hat ein Spektrum von Begleit- und Nebenwirkungen, das Inhalt des ersten Informationsgespräches zwischen Arzt und Patient sein wird.

Zunächst sollte der Patient wissen, dass das therapeutische Interferon in seinen Wirkungen dem bei Viruserkrankungen natürlicherweise vom Körper zur Virusabwehr ausgeschütteten Inferferon ähnlich ist. Wir wissen heute, dass die bei einer Erkältungserkrankung durch Viren (in der Umgangssprache Grippe genannt) auftretenden körperlichen Erkrankungszeichen wie Fieber, eventuell Schüttelfrost, Abgeschlagenheit und Muskelschmerzen durch die körpereigenen Interferone verursacht werden. Es ist nicht verwunderlich, dass nach der Injektion von therapeutischem Interferon diese Symptome ebenfalls auftreten und als natürliche Begleitphänomene zu gelten haben. Je nach Empfindlichkeit des Betroffenen sind sie erträglich oder bedürfen der Linderung. Aus der alltäglichen Behandlung einer grippalen Erkrankung ist allgemein bekannt, dass z. B. Paracetamol eine gute Substanz ist, die diese Allgemeinsymptomatik lindert oder aufhebt. Paracetamol ist auch bei Lebererkrankungen in abgewogener Dosierung gut verträglich, gut wirksam und kann trotz Warnhinweisen in den jeweiligen Beipackzetteln unter Anweisung des verordnenden Arztes eingenommen werden.

Es wurde gesagt, dass sowohl das arzneiliche wie auch das natürliche Interferon unser Immunsystem stimuliert, ein Effekt, der Grundlage ist, die Hepatitisvirus-Infektion immunologisch zu bekämpfen. Diese therapeutisch genutzte Immunstimulation kann als Nebeneffekt auch latente, d. h. ruhende Immunerkrankungen erwecken und klinisch in Erscheinung treten lassen. Die bekanntesten Beispiele hierfür sind Erkrankungen der Schilddrüse mit Über- und Unterfunktionen und das Aufblühen von Hauterkrankungen wie Schuppenflechte und Neurodermitis. Hier bedarf es unter gewollter Fortführung der Interferon-Therapie einer situativen fachärztlichen Mitbehandlung.

Eine natürlich erhöhte Interferonproduktion ist auch Teil mancher Erkrankungen, die den Charakter einer chronischen Gesundheitsstörung aufweisen. Sie äußert sich in Gewichtsverlust, Appetitlosigkeit, Müdigkeit und eventuell Haarausfall. Bei einer therapeutischen Interferonzufuhr ist ebenfalls mit diesen Nebeneffekten zu rechnen. Wenn sie auftreten, ist dies mit dem behandelnden Arzt zu besprechen. Sehr kalorienreiche Ernährung kann hierbei ebenso hilfreich sein wie eine medikamentöse Therapie mit Vitamin-H-Präparaten gegen Haarausfall.

Die Interferon-Therapie wirkt sich auch auf den psychischen Zustand des Betroffenen aus. Alle Arten des depressiven Formenkreises sind hier Teil des Spektrums. Ursache dafür sind Störungen des Stoffwechsels der hirnspezifischen Botenstoffe. Eine entsprechende fachärztliche Mitbetreuung ist hier hilfreich. Nur in Ausnahmefällen muss die Behandlung der Virusinfektion abgesetzt werden. Schon im Vorfeld der Behandlung wird aufgrund der Vorgeschichte abgeklärt worden sein, ob dieses Behandlungsrisiko hinzunehmen sein wird.

Interferone haben auch eine bremsende Wirkung auf das Knochenmark, das für die Produktion wichtiger Blutzellen, wie z. B. weiße Blutkörperchen und Blutplättchen, verantwortlich ist. Ob während der Therapie Gefahr droht, ergibt sich aus den regelmäßig notwendigen Kontrollen des Blutbildes.

Ribavirin ist in Kombination mit Interferon-alpha eine Substanz, die zur Hepatitis-Viruselimination wesentlich beiträgt, aber auch Nebeneffekte hat, die es zu beachten gilt. Es hat vordergründig auf das Allgemeinbefinden keinen erkennbaren Einfluss, wirkt sich aber auf die roten Blutkörperchen und die genetische Funktion der Vermehrungszellen aus. Bei den roten Blutkörperchen kann es zum Zerfall der Zellen und dadurch zu einer Blutarmut kommen. Regelmäßige Laborkontrollen des Blutbildes schützen jedoch vor einer durch Ribavirin bedingten Blutarmut, die der Betroffene an Hautblässe und Kurzatmigkeit bemerken kann.

Wegen möglicher Schädigungen des Erbgutes ist eine sichere Empfängnisverhütung notwendig, die auch bis sechs Monate nach Therapieende fortgesetzt werden muss.

Leberschutz – Allgemeine Hinweise

Es fehlen Medikamente, die verhindern, dass Leberzellen zugrunde gehen. Ihr Sinn ist auch fraglich, da wir gesehen haben, dass die Hepatitis für den Organismus notwendig ist, um sich von dem eingedrungenen Virus zu befreien. Somit kann die gesamte Behandlung also nur symptomatisch erfolgen. Früher hatte man geglaubt, unbedingte *Bettruhe* sei eine gute Empfehlung, um zu einer baldigen Ausheilung der Erkrankung beizutragen. Dies hat sich als nicht richtig erwiesen. Solange sich der Patient körperlich noch schlecht fühlt, wird er von allein Bettruhe einhalten. Mit zunehmender körperlicher Besserung, auch wenn noch ein Ikterus besteht, muss er nicht durch ärztliche Verordnung zur Bettruhe gezwungen werden. Auch hinsichtlich der *Diät* haben sich die Ansichten geändert. In den ersten Phasen der Erkrankung besteht meist Appetitlosigkeit. Es ist daher überflüssig, eine entsprechende Diät zu verordnen. Notwendig allerdings ist es, für eine *ausreichende Flüssigkeitszufuhr* zu sorgen. Manchmal, wenn Erbrechen und Durchfälle bestehen, kann eine intravenöse Flüssigkeitszufuhr erforderlich sein. Später dann, wenn sich die Appetitlosigkeit legt, kann der Patient die Speisen essen, die er verträgt. Es gibt keine Hinweise darauf, dass irgendwelche Nahrungsmittel sich schädlich auf den Heilungsprozess auswirken. Nur solche Dinge müssen vermieden werden, von denen man weiß, dass sie die Leber auch in gesunden Tagen schädigen können, und zu diesen gehört *vor allem Alkohol.*

Da es sich bei Hepatitis um eine Infektionskrankheit handelt, wird allerdings häufig eine *Isolierung* angestrebt werden, d. h. eine Behandlung im Krankenhaus auf einer entsprechend eingerichteten Station. Dies hat natürlich nur dann Sinn, wenn auch der Patient als infektiös anzusehen ist. Wir hatten zu Beginn bei der Besprechung der Hepatitis A gesehen, dass sich die Krankheit als Leberentzündung meist erst dann manifestiert, wenn die Phase der Infektiosität im Abklingen ist. Daher wird von Fall zu Fall entschieden, ob eine Isolierung notwendig ist. Bei der Hepatitis B dagegen kann man allein aufgrund des Krankheitsstadiums nicht immer sagen, ob eine Infektiosität noch vorliegt oder nicht. Hierüber entscheiden Untersuchungen über die Antikörperbildung oder zum direkten Nachweis von im Blut zirkulierenden Erregern des jeweiligen Patienten. Eine Krankenhausbehandlung wird aber immer dann erwogen, solange noch deutlich erhöhte Transaminasen messbar sind. Sind sie dagegen nur noch mäßig erhöht und zeigen im Verlauf eine deutliche Normalisierungstendenz, so kann der Erkrankte wieder nach Hause entlassen werden.

In seltenen Fällen zeigen sich leicht erhöhte Transaminasen über einen Zeitraum von mehreren Monaten nach Ausbruch der Erkrankung. Klingen diese Entzündungszeichen vor Ablauf von 3 Monaten ab, spricht man von einer *protrahiert* verlaufenden Hepatitis. Es handelt sich hierbei lediglich um eine verzögert, aber folgenlos ausheilende Verlaufsform der akuten Hepatitis. Besteht die Erkrankung über diesen Zeitpunkt hinaus fort, wird man von einer chronischen Hepatitis sprechen müssen. Hier gibt es hinsichtlich Krankheitswert und Folgen unterschiedliche Verläufe, die unter dem Punkt »Chronische Hepatitis«, S. 63 ff., gesondert behandelt werden.

Nicht generell zu entscheiden ist, wann eine *Arbeitsfähigkeit* für den Patienten wieder gegeben ist. Es ist ein bisher noch nicht geklärtes Phänomen, dass sich nach überstandener akuter Hepatitis die allgemeine Belastbarkeit noch für längere Zeit in Grenzen hält und die Patienten häufig über rasch eintretende Ermüdung klagen. Hier müssen Entscheidungen nach Lage der Dinge getroffen werden, ein allgemein gültiges Rezept besteht nicht. Fühlt sich ein Patient auch nach kurzer Rekonvaleszenz wieder in der Lage, seinem Beruf und seinen täglichen Aufgaben nachzugehen, spricht nichts dagegen, ihn gesundzuschreiben.

Impfmöglichkeiten gegen Hepatitis

Da es sich bei allen Hepatitisformen um Infektionserkrankungen handelt, liegt es nahe, nach Impfmöglichkeiten zu fragen.

Es gibt zwei Formen von Impfung:

- Bei der **aktiven Immunisierung** wird der abgetötete Erreger in den Organismus eingebracht, um ihn zur Bildung eigener Antikörper anzuregen. Die Herstellung eines solchen Impfstoffes setzt aber voraus, dass es Möglichkeiten gibt, den Infektionserreger auch in einer Kultur zu züchten. Für die Hepatitis-A-Vorbeugung gibt es mittlerweile einen Impfstoff für eine aktive Impfung, der in dreimal monatlichen Impfungen unter die Haut gespritzt wird. Es baut sich darunter eine natürliche, gegen Hepatitis A gerichtete Abwehrlage auf. Dies braucht jedoch Zeit und ein Sofortschutz ist nicht möglich.
- Für einen Sofortschutz, der gelegentlich bei kurzfristig geplanten Reisen in Regionen mit endemischer Hepatitis notwendig wird, bleibt nur die so genannte **passive Immunisierung**. Hierbei werden Seren von Patienten, die eine Hepatitis-A-Infektion durchgemacht haben und einen hohen Gehalt von Antikörpern besitzen, in den zu schützenden Organismus eingebracht. Dieser Schutz dauert natürlich nur so lange, wie diese von fremden Personen gebildeten Antikörper in genügender Menge im Organismus verbleiben. Der Schutz ist also nur für eine gewisse Zeit möglich (ca. 3 Monate). Gegenwärtig wird von einigen Empfehlungen ausgegangen, die im Folgenden beschrieben werden.

Bei für **Hepatitis A** empfänglichen Personen (ohne eigene Antikörper), die etwa eine Reise in Länder planen, in denen Hepatitis A besonders häufig vorkommt, wird vor Reiseantritt eine passive Immunisierung durchgeführt. Gleichzeitig sollte die aktive Impfung begonnen werden. Dauert der Aufenthalt im betroffenen Land länger als zwei bis drei Monate und ist der aktive Immunschutz noch nicht ausreichend vorhanden, dürfte eine passive Nachimpfung zu überlegen sein.

Impfmöglichkeiten bei anderen Hepatitisformen

Wir kennen zurzeit nur Impfstrategien gegen Hepatitis A und Hepatitis B, bei Letzterer natürlich auch indirekt gegen Delta-Hepatitis. Gegen alle anderen Hepatitisformen sind noch keine Impfstoffe entwickelt. Eine passive Immunisierung sollte auch bei Personen durchgeführt werden, die engen Kontakt mit an Hepatitis A Erkrankten hatten, wie etwa Familienangehörige oder wenn sonstiger enger Wohnkontakt bestand, etwa wie in Heimen oder Kindergärten. Die Lebensbedingungen sind hier ausschlaggebend. Deswegen gibt es auch keine generellen Richtlinien zur Immunprophylaxe bei Kontakten mit Hepatitis-A-Erkrankten, etwa am Arbeitsplatz. Zu einer prophylaktischen Immunisierung der Kontaktpersonen wird man sich nur dann entschließen, wenn die Hepatitis als kleine Epidemie aufgetreten ist.

Bei der **Hepatitis B** haben wir heute durch die Ergebnisse der virologischen Forschung und der Gentechnologie eine Situation, die einen Infektionsschutz durch aktive und passive Impfung ermöglicht.

Ein Schutz gegen Hepatitis-B-Infektion besteht, sobald ein Antikörper gegen die eiweißhaltige Hüllsubstanz des Hepatitis-B-Virus, dem so genannten HB_s-Antigen (= Hepatitis-B-surface = Oberflächen-Antigen) im Blut vorhanden ist. Weitere Untersuchungen haben ergeben, dass die Übertragung nur des Hüllproteins des Hepatitis-B-Virus keine Hepatitis auslöst, wohl aber Antikörper erzeugt, die zu einem Immunschutz gegen Hepatitis B führen. Auf dem Boden dieser Erkenntnis wurde aus menschlichem Blut, das HB_s-Antigen enthielt (sog. HB_s-Ag-positive Träger), dieser Virusbestandteil isoliert und gereinigt und zur Produktion eines aktiven Hepatitis-B-Impfstoffes verwendet. Es war dies der Hauptstoff der 1. Generation, gewonnen aus menschlichem Blut von Hepatitis-B-Virusträgern. Die Wahl des Ausgangsmaterials war insgesamt ungewöhnlich und führte trotz Fehlen jeglicher Risiken der Übertragung von anderen Infektionen zu einer gewissen Zurückhaltung bei den für eine Impfung infrage kommenden Personen. Die Entwicklung des Impfstoffes der 1. Generation fiel in eine Zeit, in der die Gentechnologie bereits Anwendungsmöglichkeiten zeigte, Sprosspilze und Bakterien genetisch so zu verändern, dass sie Eiweißsequenzen vom Typ des HB_s-Antigens im Überschuss produzieren. Es bedurfte nur des großtechnologischen Schrittes, dieses Produkt aufzufangen und für die Herstellung eines Impfstoffes aufzuarbeiten. Da dies nunmehr gelungen ist, verfügen wir gegen die Hepatitis B über einen gentechnologisch hergestellten Impfstoff der zweiten Generation, der nicht mehr aus menschlichem Ausgangsmaterial gewonnen wird. Da die Eiweißzusammensetzung des HB_s-Ag bekannt ist, kann abgewartet werden, wann allein chemisch hergestellte Impfstoffe der so genannten dritten Generation zu Verfügung stehen.

Ausgehend vom derzeitigen Standpunkt der aktiven Impfung gegen Hepatitis B, werden Personen ohne entsprechenden Infektionsschutz bei gegebener oder zu erwartender Exposition für eine Hepatitis-B-Infektion mit gentechnologisch hergestelltem Impfstoff innerhalb von 6 Monaten dreimal geimpft: Tag 0 ist der Beginn der Impfung, zum Tag 30 zur Erhöhung des Impfschutzes und 6 Monate nach Erstimpfung zum Erhalt des Impfschutzes. Nach Prüfung der Antikörperentwicklung durch einen Bluttest kann eine nachhaltige Injektion von Impfstoff notwendig werden. Fünf Jahre nach Erstimpfung muss eine Kontrolle des Impfschutzes erfolgen, eventuell bedarf es dann einer Auffrischimpfung. Die derzeit verwendeten Impfstoffe sind nahezu nebenwirkungsfrei und bei den meisten Empfängern von hohem Erfolg. Nur bei wenigen Impflingen ist die Schutzantwort ungenügend. Hier können Nachimpfungen außerhalb des Schemas notwendig werden.

Wer sollte sich impfen lassen?

Für die aktive Impfung gegen Hepatits B gelten gegenwärtig die Empfehlungen, alle Angehörigen von Risikogruppen zu impfen: medizinisches und zahnmedizinisches Personal mit besonderer Infektionsgefährdung, Dialysepatienten, Patienten und Personal von psychiatrischen Anstalten, Kontaktpersonen zu Hepatitis-B-Infizierten, Personen mit häufig wechselndem Sexualpartner, Drogenabhängige und Reisende in Hepatitis-B-Endemiegebiete.

Wird ein passiver Immunschutz notwendig, d. h. ein Schutz vor Krankheit nach vermuteter Infektion durch entsprechenden Kontakt mit einer an Hepatitis B infizierten Person, stehen spezielle Immunglobulinfraktionen mit gegen Hepatitis B angereicherten Antikörpern zur Behandlung bereit, die bis zu 48 Stunden nach vermuteter Infektion einen Sofortimpfschutz ermöglichen.

Bei der Geburt von Kindern mit Hepatitis B infizierten Müttern wird eine aktive und passive Sofortimpfung des Neugeborenen angeraten, um eine Mutter-zu-Kind-Übertragung der Hepatitis B zu verhindern.

Der Infektionsschutz aktiv Geimpfter gegen Hepatitis B kann durch quantitative Bestimmung der Antikörper gegen das Hepatitis-B-Oberflächen-Antigen abgeschätzt werden. Eine solche Untersuchung sollte alle 2 Jahre nach Erstimpfung erfolgen. Eventuell wird eine Auffrischungsimpfung notwendig.

Für Personen, bei denen kein Impfschutz für Hepatitis A und Hepatitis B besteht, ist ein Kombinationsimpfstoff einsetzbar. Das Impfschema ist identisch mit dem der Einzelimpfungen.

Diese Impfmöglichkeiten werden allen nicht gegen Hepatitis A und B geschützten Personen empfohlen. Nur so kann es gelingen, einen Teil des Hepatitisproblems zu lösen.

Folgen einer akuten Hepatitis

Nachdem Sie nun die wichtigsten Aspekte der unterschiedlichen Hepatitisinfektionen kennen gelernt haben, sollen Sie auch auf mögliche Folgen aufmerksam gemacht werden. Die wichtigste Folge ist sicherlich die *chronische Virushepatitis*, auf die ab Seite 63 separat und ausführlich eingegangen wird. Eine weitaus harmlosere und auch seltenere Folge ist die *posthepatitische Hyperbilirubinämie*. Sie ist darauf zurückzuführen, dass die Leberzellen zwar nach überstandener Infektion ihre volle Leistungsfähigkeit zurückgewinnen, aber dennoch, wenn auch in seltenen Fällen, eine gewisse Ausscheidungsschwäche für den Gallenfarbstoff Bilirubin zurückbehalten. Dies wird als *posthepatitische Hyperbilirubinämie* bezeichnet.

Das hervorstechende Merkmal dieser harmlosen Störung besteht darin, dass die Haut und das Augenweiß noch längere Zeit, wenn nicht für immer, etwas gelb bleiben, und zwar in wechselnder Intensität. Alle Laborwerte und auch die Ergebnisse der mikroskopischen Leberuntersuchung sind dabei völlig in Ordnung, nur der Ikterus erinnert an die überstandene Krankheit. Betroffene, die nicht mehr krank sind, werden von ihrer Umgebung häufig auf diesen Zustand angesprochen, sodass die Befürchtung genährt wird, sie könnten doch noch krank sein. Diese Befürchtungen sind unnötig und es bestehen keine Bedenken gegen eine vollkommene Wiedereingliederung in das tägliche Leben. Der behandelnde Arzt wird allerdings im Interesse des Patienten Kontrolluntersuchungen durchführen. Hierzu eignet sich am besten eine Nahrungskarenz für 24 Stunden (Hungerversuch). Bei den Betroffenen steigt dann innerhalb dieser Frist der Bilirubinblutspiegel an.

Diese Störung im Bilirubinstoffwechsel, die früher auch als Morbus MEULEN-GRACHT bezeichnet wurde, wird heute so gesehen, dass es sich bei dieser wirklich harmlosen und seltenen Erscheinung im Anschluss an eine akute Hepatitis um eine erblich bedingte Stoffwechselvariante im Bilirubinstoffwechsel handelt, das so genannte *Gilbert-Syndrom*, welches im Zuge der Hepatitis bzw. erst nach deren Abklingen erkannt wird. Die Betroffenen sind »mehr gelb als krank« und sollten diese Eigenart lediglich als Schönheitsfehler ansehen. Diese Störung besitzt keinen Krankheitswert. Deshalb sollten, wenn sie einmal sicher erkannt ist, diagnostische Tourneen unterlassen werden.

Alkoholische Hepatitis

Zu Beginn dieses Kapitels wurde gesagt, dass der Begriff »Hepatitis« allein keine Aussagen zulässt über die Ursachen einer Leberentzündung. Freilich ist der größte Teil durch Virusinfektionen bedingt. Es gibt aber auch eine Form der Hepatitis, die sich entwickelt, wenn Alkohol in zu großen Mengen getrunken wird. Die alkoholische Hepatitis entwickelt sich in einer alkoholischen Fettleber aus Gründen, die noch nicht näher erkannt sind. In der Diskussion sind bakterielle Gifte aus dem Darm (so genannte Endotoxine), die im Rahmen der vielfältigen Schädigungen des Organismus durch übermäßigen Alkoholkonsum ins Blut gelangen, z.B. durch eine alkoholisch bedingte Schädigung der Darmfunktion. Bei oberflächlicher Diagnostik mag das Krankheitsbild mit einer Virushepatitis vergleichbar sein. Ein in der Diagnostik erfahrener Arzt wird aber aus der Konstellation der Laborwerte, den Rückschlüssen aus den Angaben zur Vorgeschichte (Anamnese) und der klinischen Untersuchung (deutlich vergrößerte Leber) sowie des Ultraschallbefundes der Leber (Fettleber, so genannte »weiße Leber«) die richtige Diagnose kurzfristig stellen können. Schon der Laborarzt kann aus der Konstellation der Transaminasen (SGOT höher als SGPT, so genannter »DeRitis-Quotient« größer als 1) den Verdacht auf eine alkoholische Leberschädigung stellen; der klinische Arzt trägt seine Eindrücke zur Diagnose bei. Gesichert wird die Diagnose durch die mikroskopische Untersuchung des Lebergewebes (Leberblindpunktion), wobei charakteristische Befunde (alkoholisches Hyalin = Eiweißabscheidung) und eine vornehmlich durch Leukozyten (= weiße Blutkörperchen) geprägte Entzündungsform für die Diagnose ausschlaggebend sind.

Die alkoholische Hepatitis ist bei absoluter Alkoholkarenz relativ rasch rückläufig; ein Zeitraum von einer bis zwei Wochen sollte abgewartet werden. Bei nicht eingehaltener Karenz hat die Erkrankung unter Umständen kurzfristig einen lebensverkürzenden Ausgang oder führt zur alkoholischen Leberzirrhose, der so genannten »Schrumpfleber«, die letztlich ebenfalls lebensverkürzend ist.

Nichtalkoholische Hepatitis (Non Alcoholic SteatoHepatitis = NASH)

Es gibt ein Krankheitsbild, das sich von vornherein nicht von einer alkoholischen Hepatitis unterscheidet, wenn routinemäßige Untersuchungsbefunde und die feingeweblichen Befunde bewertet werden. Laborchemisch fehlt diesem Krankheitsbild aber die bei alkoholischer Hepatitis typische Erhöhung einer speziellen Immunglobulinfraktion (IgA) und die Vergrößerung der roten Blutkörperchen, wie sie typisch sind für den Rückschluss auf vermehrten Alkoholkonsum. Des Weiteren – und besonders wichtig – sind die Angaben des Betroffenen, entweder gegenüber Alkohol abstinent zu sein oder den sozial verträglichen Alkoholkonsum nicht zu überschreiten.

Die Nichterkennung dieses Krankheitsbildes von Ärzten, die in der Feindiagnostik von Lebererkrankungen wenig geschult sind, hat manches Arzt-Patienten-Vertrauensverhältnis nachhaltig gestört, weil dem Patienten immer wieder der Vorwurf gemacht wird, übermäßigen Alkoholkonsum nicht zugeben zu wollen.

Die Ursache der Erkrankung ist offen. Da sie gehäuft, aber nicht immer bei Übergewicht und Diabetes mellitus Typ 2, dem metabolischen Syndrom, auftritt, wird ein, wie auch immer gegebener Zusammenhang gesehen. Auch wird an Zellgifte von Darmbakterien (Endotoxine) gedacht.

Therapeutisch wichtig sind beim Vorliegen eines metabolischen Syndroms diätetische Maßnahmen (kohlenhydratreduzierte, eiweißintensivierte Kost). Außerdem kann auch eine medikamentöse Behandlung mit Ursodesoxycholsäure (13 bis 15 mg pro kg Körpergewicht) hilfreich sein.

Chronische Hepatitis

Der Begriff »chronische Hepatitis« besagt lediglich, dass in der Leber ein andauernder entzündlicher Prozess abläuft. Er ist, ähnlich wie bei der akuten Hepatitis, ein Oberbegriff für Erkrankungen unterschiedlicher Ursache. Diese Erkenntnis ist allerdings erst gesichert worden durch die wissenschaftliche Erforschung von Lebererkrankungen im letzten Jahrzehnt. Beigetragen zu diesem besseren Verständnis des Krankheitsbildes haben sowohl die Untersuchungen zur Erforschung der Hepatitisviren als auch die moderne immunologische Forschung.

Heute wissen wir, dass es viele unterschiedliche Formen der chronischen Hepatitis gibt, die sich mittels immunologischer und virologischer Untersuchungen zusammen mit der feingeweblichen Beurteilung einer Leberbiopsie unterscheiden lassen.

Die Einstufung der chronischen Hepatitis in Unterformen hat nicht nur akademische Gründe, sondern praktische therapeutische Bedeutung, die mittlerweile einer großen Zahl von Erkrankten zugute gekommen sein dürfte. Wenn daher der Arzt den Verdacht auf eine chronische Hepatitis stellt, so wird er sich mit dieser Diagnose allein nicht zufrieden geben, sondern den Patienten bitten, sein Einverständnis zu weiteren Untersuchungen zu geben. Hierzu sollte sich der Erkrankte auch bereit erklären, denn das Ergebnis kann für ihn nur von Vorteil sein.

Die Entwicklung einer chronischen Hepatitis kann grundsätzlich bedingt sein durch eine weiter schwelende Infektion mit den Hepatitisviren. Bei diesen Patienten ist daher auch der Test auf das Hepatitis-B-Oberflächenantigen (HB_s-Ag) in Kombination mit dem HB_c-Antikörper positiv. Meist fällt auch der Nachweis auf Hepatitis-B-Virus-DNA positiv aus, oder es finden sich Antikörper gegen das Hepatitis-C-Virus und Hepatitis-C-RNA. In anderen Fällen finden sich Autoimmunkörper als Ursache der Erkrankung.

Die chronische Hepatitis-Virusinfektion hat nicht nur organschädigenden Einfluss auf die Leber, sondern wirkt sich auch darüber hinaus schädigend aus:

- Sie kann das Immunsystem zu einer gegen den eigenen Körper gerichteten Reaktion anregen, also zu einer Autoimmunreaktion, die die Leber unter Umständen zusätzlich schädigt.
- Sie kann auch auf Dauer, besonders bei fortbestehendem Zelluntergang, zu bösartiger Entartung von Leberzellen führen, den so genannten *primären Leberzellkarzinomen*.

Aus diesen Gründen sind regelmäßige ärztliche Kontrollen notwendig. Es hat sich in der Praxis bewährt und ist auch naturwissenschaftlich fundiert, diese Kontrollen in halbjährlichen Abständen durchzuführen.

Nach diesen generellen Bemerkungen sollen die einzelnen Formen der chronischen Hepatitis nun besprochen werden.

Chronische Hepatitis nach Hepatitis-A-Infektion

Es gilt als gesichert, dass es eine chronische Hepatitis nach Hepatitis-A-Infektion nicht gibt. Es gibt Verläufe, die sich hinsichtlich der Ausheilung verzögern, gelegentlich nach Abklingen der anfänglich erhöhten Leberwerte zu einem erneuten Anstieg führen, was sich aber mit der Zeit normalisiert. Lebenslange oder gar lebensverkürzende Folgeschäden sind nicht zu erwarten. Hepatitis A ist insgesamt auf Langzeit gutartig, auf Kurzzeit aber lästig.

Chronische Hepatitis nach Hepatitis-B-Infektion

Bei der Besprechung der akuten Virushepatitis wurde erwähnt, dass sich der Organismus mittels der Leberentzündung von dem eingedrungenen Krankheitserreger befreit. An diesem Vorgang ist unser körpereigenes Abwehrsystem führend beteiligt. Die Hauptrolle spielen dabei besondere Unterformen der *Lymphozyten*, also Zellen, die im lymphatischen Teil des Organismus gebildet werden. Es wird derzeit angenommen, dass der Hepatitis-B-Virus zwar die Leberzelle infizieren kann, diese aber durch die Infektion keineswegs tödlich getroffen wird.

Die Leberzelle allein vermag durchaus zusammen mit dem Virus zu leben. Der Virus hat damit einen idealen Wirt gefunden, kann sich weiter vermehren, kann neue Leberzellen seines Wirtes befallen und auch über den Infektionsweg auf andere Wirtsorganismen übergehen.

Gegen eine solche ungehemmte Ausbreitung des Hepatitis-B-Virus wehrt sich der Wirtsorganismus dadurch, dass die Lymphozyten versuchen, alle Leberzellen abzutöten, in denen sich der Hepatitis-B-Virus ausgebreitet hat. Damit wird auch dem Virus der Lebensraum genommen und er stirbt ab. Vollbringen die Lymphozyten diese Aufgabe erfolgreich, so erkrankt der Organismus zwar an einer Hepatitis, entledigt sich aber damit der Infektion. Sind die Lymphozyten jedoch nicht kräftig genug, diesen Virusbefall zu beherrschen, so entsteht ein mehr oder weniger starkes Gleichgewicht zwischen Virusinfektion und immunologischer Abwehr.

Ist die Abwehr schwach, wird der Entzündungsprozess gering sein, nur wenige Leberzellen gehen zugrunde, die feingeweblich sichtbare Entzündung kann über Jahre bestehen, ohne dass sich für die Leber ernsthafte Schäden entwickeln. Diese Form der Hepatitis wird daher auch als *chronisch-persistierende Hepatitis* bezeichnet. Der Patient lebt also, ohne selbst ernsteren Schaden zu erleiden, mit dem Virus.

Denkbar ist es nun auch, dass die immunologische Antwort des Organismus auf die Hepatitis-B-Infektion etwas stärker abläuft, als es bei einer chronisch-persistierenden Hepatitis der Fall ist, aber doch nicht so stark wie bei einer akuten Infektion. Hier wird die Körperabwehr etwas stärker sein und mehr Hepatitis-B-infizierte Leberzellen gehen zugrunde. Ein solcher Prozess erscheint zwar aktiv, ist aber nicht akut. Unglücklicherweise kann in diesen Fällen das Zellsystem des Leberstützgewebes ebenfalls aktiviert werden und es bildet sich eine vermehrte bindegewebliche Durchsetzung des Lebergewebes aus. In solchen Fällen sprechen wir von einer *chronisch-aktiven Hepatitis*. Bei Blutuntersuchungen wird sich eine deutliche Transaminasenerhöhung zeigen.

Der Begriff einer chronisch-aggressiven Hepatitis leitet sich von dem feingeweblichen Bild ab und besagt, dass bereits bindegewebige Umbauvorgänge bestehen.

Nach unserem derzeitigen Wissen bestimmt also der Organismus aufgrund seiner Reaktionsbereitschaft, wie er auf das Eindringen des Hepatitis-B-Virus reagiert. Möglicherweise ist diese Reaktion erblich vorgegeben. Wir gehen heute davon aus, dass diese Situation – wie auch immer bedingt – durch mangelhafte Bildung eines Botenstoffes *(Interferon)* verursacht wird.

Durchdenkt man diese in ihren Einzelheiten noch nicht erwiesene Vorstellung, so würde das bedeuten, dass das Abwehrsystem eines behandlungsbedingten Anstoßes bedarf, um ordnungsgemäß zu funktionieren.

Heute wird versucht, diesen Weg zu beschreiten, worauf wir bei der Besprechung der Behandlungsmöglichkeiten noch zurückkommen.

Chronische Hepatitis nach Hepatitis-C-Infektion

Die Virushepatitis-C-Infektion ist als eigenständiges Krankheitsbild erst seit einigen Jahren bekannt, seit man nämlich den Hepatitis-C-Virus nachweisen konnte. Vorher ging dieses Krankheitsbild auf in der Gruppe der chronischen Nicht-A-nicht-B-Hepatitis. Die Kenntnis um den klinischen Verlauf dieser Krankheit stützt sich daher noch auf die Erfahrungen damaliger Beobachtungen, die aber insgesamt gut zu verwerten sind.

Das Beschwerdebild ist sehr unterschiedlich und im Einzelfall nicht vorhersehbar. Es gibt Erkrankte, die nichts von ihrer chronischen Infektion merken und in ihrer körperlichen und geistigen Leistungsfähigkeit nicht eingeschränkt sind. Andere haben ein ausgesprochenes Krankheitsgefühl mit Abgeschlagenheit, Müdigkeit und Einschränkung der körperlichen Belastbarkeit. Ursache für diese unterschiedlichen Erscheinungsbilder könnte die Menge der im Körper befindlichen Viren sein, die so genannte *Viruslast*. Da diese im ständigen Wechselspiel mit den Abwehrbemühungen des Körpers noch geringer oder noch größer sein kann, könnte hier auch eine Erklärung sein, warum die körperlichen Beschwerden einmal stärker und einmal erträglicher sind, also »schubartig« auftreten. Zum Beschwerdebild der chronischen Hepatitis C gehören auch Stuhlveränderungen (phasenhaft breiige Stühle) und in einem Drittel der Fälle Hautveränderungen mit etwa stecknadelkopfgroßen, juckenden Bläschen im Gesicht, auf der Brust, am Rücken und an den Innenseiten der Arme, so genannte *makulopapulöse Ekzeme*. Man findet diese Veränderungen aber auch bei anderen Viruserkrankungen, man spricht von einer Virusreaktion der Haut (*Virid*).

Wichtig

Wir können davon ausgehen, dass im Gegensatz zur Hepatitis B die Hepatitis C wesentlich häufiger einen chronischen Verlauf nimmt und eine Schätzung von 50 Prozent und mehr chronischer Infektionen nicht unrealistisch ist. Ernst zu nehmen ist weiterhin die Erfahrung, dass in der Hälfte der Fälle die Erkrankung zur Leberzirrhose führt.

Im phasenhaften Verlauf des Beschwerdebildes kommt es auch zu Anstieg und Abfall der Leberwerte, von Transaminasen und Gamma-GT. Häufig, v.a. bei gutartigen Verläufen ohne besonderen Krankheitswert, sind die Transaminasen kaum, wenn überhaupt, erhöht und nur das Auf und Ab der Gamma-GT ist labormäßig ein Zeichen der Infektion.

Die Erkrankung verläuft meist über Jahre oder lebenslang, nur in wenigen Fällen kommt sie spontan zur Ruhe.

Bedrückend ist, dass die Hepatitis-C-Infektion in hohen Prozentzahlen (zwischen 50 und 100 Prozent) zu einem bindegewebigen Umbau der Leber im Sinne der Leberzirrhose führt und auch in einem nicht zu vernachlässigenden Prozentsatz zu einem Leberkarzinom. Deswegen ist die chronische Hepatitis-C-Infektion eine unbedingte Indikation zur antiviralen Therapie, wie bereits beschrieben.

Chronische Hepatitis und Hepatitis G (GB)-Infektion und chronische Hepatitis bei Virushepatitis »Agens unbekannt«

Bis vor kurzem ging man davon aus, dass chronische Virushepatitiden hauptsächlich durch die Hepatitisviren B und C verursacht werden. In einigen Fällen, in denen die Erkrankung typisch war für eine chronische Viruserkrankung, bekannte Viren aber nicht gefunden werden konnten, wurde und wird die Bezeichnung »chronische Virushepatitis ›Agens unbekannt‹« (engl.: agent unknown) gewählt. Kürzlich wurde nun aus dem gesammelten Blut eines an Nicht-A-Nicht-B-Hepatitis Erkrankten ein Virus isoliert, der für dessen Erkrankung verantwortlich war, der GB-Virus (HGV).

Neuere Untersuchungen zur Hepatitis-G-Infektion mit Vergleich des klinischen Status des Patienten haben aber Zweifel aufgebracht, ob dieser Virus für eine chronische Hepatitis verantwortlich gemacht werden kann. Hier bedarf es noch weiterer wissenschaftlicher Erkenntnisse, um den Krankheitswert dieser Infektion einzugrenzen.

Die molekularbiologische Technik hat es erlaubt, dass aus der früheren Nicht-A-Nicht-B-Hepatitis-Gruppe neue virologische Erkenntnisse gewonnen wurden. Dennoch bleiben manche sich klinisch als Virusinfektionen zeigende Hepatitiden nicht klassifizierbar, weswegen von dem alten Begriff der Non-A-Non-B-Hepatitis abgerückt wurde und man diese Erkrankungen klassifiziert als Non-A-bis-G-Hepatitis oder auch den Ausdruck »Agens unbekannt« benutzt.

Chronische Hepatitis bei autoimmunologischer Hepatitis

In der Gruppe *chronischer Hepatitiden* gibt es – wie schon erwähnt – eine Reihe von Patienten, bei denen Anzeichen dafür vorliegen, dass das körpereigene Immunsystem so verändert ist, dass es körpereigenes Lebergewebe zerstört. Solche Patienten tragen Antikörper in sich, die sowohl gegen Zellkerne als auch gegen Zellen der glatten Muskulatur und gegen Untereinheiten der Zellstruktur (Mitochondirien) gerichtet sind. Aus bisher nicht erklärbaren Gründen spielt sich in solchen Erkrankten eine Reaktion ab, die einer Abstoßungsreaktion vergleichbar ist, wie sie sich gelegentlich bei Organverpflanzungen ereignet. Aus ärztlicher Sicht bedarf es in solchen Fällen eines therapeutischen Eingreifens. Das Immunsystem lässt sich hier mittels kortisonähnlicher Substanzen beruhigen. Dabei steht der Gedanke im Vordergrund, die bindegewebige Umwandlung der Leber zu verhindern. Es bedarf aus Erfahrung einer mindestens zweijährigen Therapie, um diesen Krankheitsprozess zu kontrollieren.

Fettleber

Sehr häufig findet man bei Patienten, die wegen uncharakteristischer Oberbauchbeschwerden zum Arzt kommen, eine *Fettleber* als Ursache dieser Beschwerden. Hierbei handelt es sich um eine mehr oder weniger ausgeprägte Einlagerung von Fett in die Leberzellen. Durch diese Fetteinlagerung wird das Organ vergrößert und die Spannung der Leberkapsel ist Ursache der druckartigen Beschwerden im rechten Oberbauch, die sich verstärken, wenn der Patient eine gebeugte Körperhaltung einnimmt. Andererseits aber kann eine Fettleber auch völlig ohne Symptome einhergehen.

Die Fettleber wird nicht als eigenständige Lebererkrankung angesehen, sondern als Folge anderweitig ablaufender krankhafter Prozesse. So findet sie sich bei der *Zuckererkrankung*, bei der *Fettsucht* und ist auch bedingt durch chronische Viruserkrankungen der Leber *(virusbedingte Fettleber)*. Eine Fettleber kann auch auftreten als Folge einer Vergiftung, z. B. mit Tetrachlorkohlenstoff oder durch übermäßigen Alkoholgenuss. Die Fettleber bei übermäßigem Alkoholgenuss ist letztlich auch eine Art von Vergiftung.

Die Fettleber gilt als harmlos. Sie lässt sich am besten durch eine feingewebliche Untersuchung erkennen *(Leberblindpunktion)*, aber auch ultraschallmäßig gut diagnostizieren. Früher hat man geglaubt, dass die Fettleber keine Erhöhung der Laborwerte hervorruft. Heutzutage geht man davon aus, dass sie zu einer Erhöhung der Transaminasen und der Gamma-GT sowie auch der alkalischen Phosphatase führt. Recht charakteristisch ist dann auch die Cholinesterase erhöht, insbesondere wenn eine übermäßige Kohlenhydraternährung Ursache der Leberveränderung ist.

Die Behandlung der Fettleber ist die Behandlung des Grundleidens. Eine medikamentöse Beeinflussung der Fetteinlagerung selbst gibt es nicht. Bei toxisch bedingter Fettleber ist nach Weglassen des Giftes mit einer raschen Rückbildung zu rechnen. Dies gilt auch bei alkoholischer Fettleber.

Wir wissen heute, dass Fette in der Leber keine dauernden Schäden an dem Organ hinterlassen, es sei denn, es sind virusbedingte Ursachen im Spiel. Man hat zwar früher gedacht, dass sich aus einer Fettleber auch eine Leberzirrhose entwickeln kann; diese Annahme hat sich aber als nicht richtig erwiesen, es sei denn, die Ursache läge in einer chronischen Virushepatitis. Das Gesagte gilt natürlich nicht bei einer alkoholischen Fettleber, sofern der übermäßige Alkoholgenuss fortgesetzt wird.

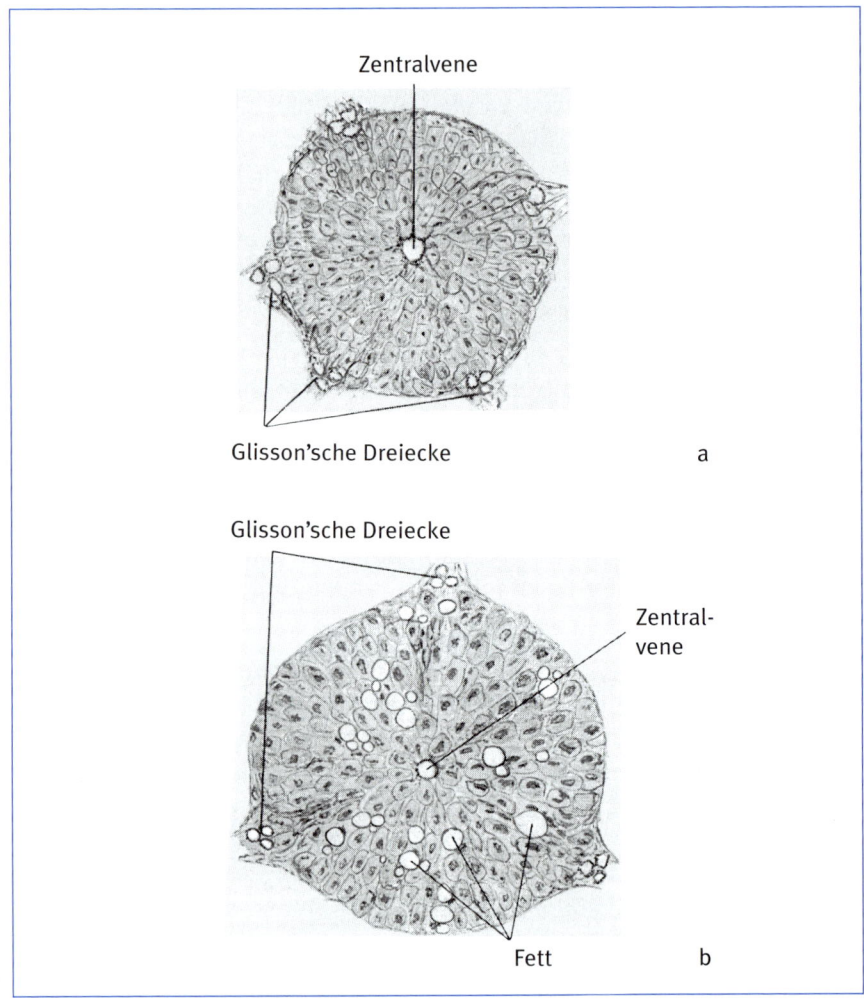

Abb. 3: Mikroskopischer Aufbau des Leberläppchens (Querschnitt)

a Gesunde Leber. In der Mitte sieht man die Zentralvene, auf die hin die Leberzellen etwa sternförmig ausgerichtet sind. An den Rändern sieht man 5 »Dreiecke«, die den zuführenden Pfortaderast, die zuführende Leberarterie und den abführenden Gallengang aufweisen. Das Blut strömt also zur Mitte hin und umspült dabei die Leberzellen.

b Fettleber. In das Leberläppchen eingelagert sieht man große Fettblasen unregelmäßig verstreut, die z. T. die Leberzellen verdrängen, sie z. T. zerstört haben. Von den »Dreiecken« her sieht man andeutungsweise strahlige Züge zur Mitte hin ziehen. Diese sind Reaktionen auf den Fremdkörperreiz, den die Anwesenheit des Fettes im Leberläppchen bilden kann.

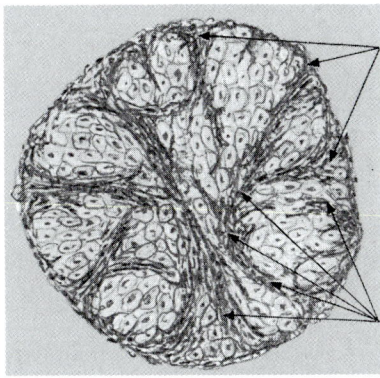

Narbige Binde-
gewebszüge, da-
zwischen Inseln
von Leberzellen

Versorgungs-
dreiecke

Abb. 3 c: Schrumpfleber. Von den »Dreiecken« ziehen Bindegewebszüge zur Mitte hin, die einen großen Teil der Leberzellen überwuchert haben. Andere Zellen werden stark eingeengt und plattgedrückt. Das ganze Läppchen ist verkleinert, geschrumpft.

Fettleber bei metabolischem Syndrom

Das so genannte metabolische Syndrom ist eine teils anlagebedingte und durch Überernährung ausgelöste Stoffwechselstörung, die hauptsächlich durch einen Typ-2-Diabetes, Übergewicht und Bluthochdruck gekennzeichnet ist. Im Zuge des gestörten Zucker- und Fettstoffwechsels kommt es in der Leber zu Fetteinlagerungen in den Leberzellen. Die Ernährungsumstellung auf eine kalorienreduzierte, kohlenhydratreduzierte und eiweißintensivierte Kost ist bei der Behandlung dieser Stoffwechselstörung und der sie begleitenden Fettleber unabdingbar.

Leberzirrhose (Schrumpfleber)

Die *Leberzirrhose* ist eine schon seit altersher bekannte Lebererkrankung. Es handelt sich dabei um eine bindegewebige Durchsetzung der Leber, wobei meist ein chronischer Entzündungsprozess vorausgegangen ist. Dabei gehen normale Leberzellen zugrunde und der Körper versucht, diese durch Bildung von knotenförmigen Leberzellwucherungen *(Regeneratknoten)* auszugleichen.

Bei der Leberspiegelung sieht dann das Organ nicht mehr glatt und glänzend aus wie unter normalen Bedingungen, sondern ist fein oder grob gehöckert mit dazwischen liegenden, eingezogenen Bindegewebszonen. Die Höckerung kommt durch die Regeneratknoten, also durch Leberzellwucherungen, zustande.

Welche Ursachen sind für die Leberzirrhose verantwortlich?

- **Chronische Hepatitis:** Die meisten Leberzirrhosen entwickeln sich als Folge einer chronischen viralen Leberentzündung.
- **Angeborene Stoffwechseldefekte:** Hier sind Störungen im Kupfer- und Eisenstoffwechsel (Wilson'sche Erkrankung bzw. Hämochromatose) zu nennen, wo es bei abnorm hohen Einlagerungen dieser Mineralstoffe in der Leber zu einem Untergang, zur Zirrhose, kommt. Auch einige seltene Störungen des Kohlenhydratstoffwechsels sind verantwortlich. Ein weiterer ererbter Defekt ist der *Alpha-1-Antitrypsinmangel*. Hierbei handelt es sich um ein Enzym, das für eine kontrollierte Bindegewebsentwicklung im Organismus verantwortlich ist. Fehlt dieses Enzym, so wuchert unkontrolliert Bindegewebe sowohl in der Lunge als auch in der Leber. An der Lunge kommt es zu einer Blähung, dem so genannten Emphysem, und an der Leber zu einer Leberzirrhose. Nachgewiesen wird der Alpha-1-Antitrypsinmangel im Blut, aber auch schon verdachtsweise durch eine fehlende oder abgeschwächte Alpha-1-Fraktion in der Serumelektrophorese im Rahmen der Routinediagnostik. Genanalysen machen es möglich, den Erbgang in einer Familie festzustellen. Klinisch tritt die Erkrankung häufig erstmalig im Neugeborenenalter auf mit einer verlängerten Ikterusepisode (Icterus prolongatus neonatorum) und im späteren Erwachsenenalter dann durch die entsprechend genannten Organschädigungen. Kommt es zu einer Leberzirrhose, so ist eine Lebertransplantation sinnvoll. Das Transplantat bildet dann Alpha-1-Antitrypsin. Gleichzeitig wird damit der Gendefekt beseitigt und ein Lungenemphysem droht nicht mehr. So operierte Betroffene sind dann genetisch wieder korrigiert.
- **Einwirkung von Giften:** Eine besondere Rolle, wenn auch nicht in den Industriestaaten, spielt das Gift des Schimmelpilzes Aflatoxin, das besonders in verschimmelten Erdnüssen gebildet wird. Auch einige Medikamente können über eine chronische Hepatitis zu einer Leberzirrhose führen, was leider nicht vorhersehbar ist. Die fatale Wirkung kann durch die Bildung leberschädigender oder allergieauslösender Abbauprodukte zustande kommen. Auch Alkohol gehört in die Gruppe der Lebergifte.
- **Verschluss von Gallengängen:** Kommt es zu einer Einengung oder zu einem vollständigen Verschluss der ableitenden Gallengänge, kann sich

die Gallenflüssigkeit in der Leber rückstauen. Man spricht von einer *biliären Zirrhose,* die auf Seite 75/76 genauer erläutert wird.

- **Blutstauungen in der Leber:** Durch eine Erkrankung des Herzens oder des Herzbeutels kann der Blutabfluss aus der Leber behindert sein, sodass sich ein Rückstau entwickelt. Hier führt dies jedoch nur zu einer Zirrhose im weiteren Sinne, da es lediglich zu einer Verdickung des natürlicherweise in der Leber vorhandenen Bindegewebes kommt, nicht aber zu einer Zerstörung der Läppchenstruktur der Leber durch Bindegewebe, was ja das eigentliche Anzeichen einer Zirrhose ist. Bei exakter Bezeichnung spricht man hier eher von einer *Leberfibrose.* Die Ursache der Blutstauung, also die Herzerkrankung, rangiert in der Schwere weit vor der Fibrose.

Bis auf die Leberzirrhose mit letztgenannter Ursache, der Blutstauung, handelt es sich um eine eigenständige Lebererkrankung. Das Tückische ist, dass die Entwicklung der Zirrhose in manchen Fällen im Verborgenen bleibt, da es keine typischen Symptome einer Zirrhose gibt, die der Patient selbst bemerken könnte. Häufig wird daher die Erkrankung erst erkannt, wenn es zu Komplikationen wie Blutungen aus gestauten Venen im Bereich der Speiseröhre (s. S. 80 ff.) oder zu Bauchwassersucht (s. S. 88 ff.) kommt. Manchmal wird die Zirrhose auch zufällig im Rahmen einer Routineuntersuchung erkannt.

Wie wird die Leberzirrhose diagnostiziert?

Frühe Stadien der Leberzirrhose lassen sich meist nur bei der körperlichen Untersuchung feststellen, wenn sich nämlich zeigt, dass die Leber vergrößert und verhärtet ist. Die Blutuntersuchungen fallen meist nicht besonders krankhaft aus. Leicht erhöhte Transaminasen können gefunden werden und eventuell auch ein mäßig erhöhter Bilirubinspiegel im Blut. Sehr charakteristisch dagegen sind die Veränderungen der Serumeiweiße. Hierbei findet sich im Bereich der Immunglobuline eine deutliche Vermehrung.

Um die Diagnose einer Leberzirrhose zu sichern, bedarf es vornehmlich einer feingeweblichen Untersuchung *(Leberblindpunktion).* Hinlänglicher Verdacht auf einen solchen Leberumbau ergibt sich aber häufig schon durch die Ultraschalldiagnostik, bei der unregelmäßige Konturen des Organs sowie Inhomogenitäten der Innenstruktur auffallen. Die gleichzeitig durchgeführte Messung der Blutgeschwindigkeit in der Pfortader kann erste Anzeichen für einen Blutstau vor der Leber erbringen. Die

Computertomographie, insbesondere wenn sie mit einer Gefäßdarstellung per Kontrastmittelinjektion einhergeht, kann auch Hinweise auf schon bestehende Umgehungskreisläufe der Pfortader zu dem Gefäßsystem der oberen Hohlvene erbringen. Besteht der Verdacht auf die Entwicklung von Fremdgewebe (hepatozelluläres Karzinom) in der Leber, so bedarf es einer Kernspintomographie mit Zusatzuntersuchungen.

In *fortgeschrittenen Fällen* der Leberzirrhose ist das klinische Erscheinungsbild schon wesentlich deutlicher.

Folgen der Leberzirrhose auf den gesamten Organismus können sein:

- allmählicher Muskelschwund
- Verlust der körperlichen Aktivität
- deutlicher Rückgang der Körperbehaarung bei Männern
- Leberhautzeichen: Lebersternchen, fleckige Rötung der Handinnenflächen
- leichte Blutungsneigung

Die Blutungsneigung hat ihre Ursache einerseits in einer verminderten Synthese von Blutgerinnungsfaktoren, die hauptsächlich in der Leber gebildet werden, andererseits darin, dass die für die Blutgerinnung notwendigen Blutplättchen (Thrombozyten) aufgrund einer Blutstauung in der Milz gelagert werden.

Allgemeinsymptome treten erst als Folge von krankhaften Veränderungen außerhalb der Leber auf, die die Zirrhose langfristig nach sich zieht.

Eine **Behandlung** der *Leberzirrhose* mit dem Ziel, dass sich das Bindegewebe wieder aus der Leber entfernt, gibt es leider noch nicht. Es wird an einer Substanz geforscht, die die Sternzellen (ITO-Zellen, siehe Seite 12) in ihrer Aktivität beeinflusst und somit die Bindegewebsbildung bremst. Experimentelle Befunde zeigen, dass hier ein Ansatz gefunden wurde, der eventuell zu einer erfolgreichen Behandlung führt. Somit bleibt zurzeit nur die Möglichkeit, durch Beeinflussung der Ursache zu verhindern, dass die bindegewebige Organumwandlung weiter fortschreitet. Somit ist es wichtig, alle Möglichkeiten zu ergreifen, die die Entwicklung einer Leberzirrhose verhindern bzw. ihr Fortschreiten verzögern.

Die Möglichkeiten, die sich z. B. bei einer *chronischen Virushepatitis* ergeben, wurden schon besprochen. Bei einer *alkoholbedingten Leberzirrhose* ist strikte Alkoholkarenz die einzig Erfolg versprechende Maßnahme. Hat sich eine Leberzirrhose auf dem Boden einer Störung im Kupfer- oder Eisenstoffwechsel gebildet, besteht die Therapie darin, diese übermäßig im Körper abgelagerten Stoffe zu entfernen. Das kann durch Medikamente geschehen, die eine vermehrte Ausscheidung entweder von Kupfer oder Eisen bewirken. Im Falle der Eisenspeicherkrankheit geschieht dies jedoch bevorzugt durch häufige Aderlässe. Die Erfolge, die mit dieser Behandlung zu erzielen sind, sind befriedigend. Begleitend sind diätetische Maßnahmen zu empfehlen: Meiden von besonders kupferreichen Nahrungsmitteln (z. B. Leber, Niere, Gehirn, Nüsse, Pilze, Kakao) und Verzehr von bevorzugt kupferarmen (z. B. laktovegetabile Kost). Bei der Eisenspeicherkrankheit (Hämochromatose) sind diätetische Maßnahmen schwierig durchzuführen, da Eisen in fast allen Lebensmitteln (z. B. Fleisch, Fisch, Innereien) enthalten ist, die ja auch wichtige Eiweißquellen sind. Ein Mittelweg ist die Einhaltung einer laktovegetabilen Kost. Bei beiden Erkrankungen wird jedoch auf eine eingehende Diätberatung nicht zu verzichten sein.

Primäre biliäre Zirrhose (PBC)

Es gibt allerdings eine Form der Leberzirrhose, für die wir keine ursächliche Behandlungsart kennen. Es handelt sich hierbei um die so genannte *primäre biliäre Zirrhose*. Diese ist dadurch bedingt, dass sich an den kleinen Gallengängen eine Entzündung entwickelt, die zu einer Verdickung der Gallengangwand und schließlich zu einem Verschluss der Gallekanälchen führt. Wir wissen heute noch nicht, wie diese Krankheitsentwicklung zu erklären ist. Es verdichteten sich Befunde, dass auch hier autoimmunologische Vorgänge ursächlich bedeutsam sind, denn der Nachweis bestimmter Autoimmunantikörper (AMA = antimitochondriale Antikörper) führt zur Sicherung der Diagnose. Alle Versuche, diesen schleichenden Entzündungsprozess irgendwie, auch mittels immunsuppressiver Maßnahmen aufzuhalten, sind bislang unbefriedigend gewesen.

Forschungen zur Biologie der Gallensäuren haben ergeben, dass möglicherweise sich im Krankheitsprozess auf Gewebeebene in der Leber anreichernde »giftige« Gallensäureabkömmlinge den zerstörenden Entzündungsvorgang unterhalten, sich also ein gewisser Teufelskreis ausbildet. Es gibt Erfolg versprechende therapeutische Ansätze, durch Einnahme von ungiftigen Gallensäuren *(Ursodeoxycholsäure)* den Gehalt der Leber an »giftigen« Gallensäuren zu vermindern – was gelingt – und so den zerstörenden Entzündungsprozess zu unterbinden. Die bislang erzielten klinischen Erfolge sind Grund dafür, die Frühformen der *primären biliären Zirrhose* entsprechend zu behandeln.

Der primären biliären Zirrhose geht immer eine so genannte *nicht eitrige, sklerosierende Cholangitis* voraus, also eine Frühform der sich schließlich entwickelnden Leberschrumpfung. Unter einer Cholangitis versteht man eine Entzündung der Gallenwege; sklerosierend bedeutet, dass es als Folge dieser Entzündung zu einer Verhärtung von Gallengängen und Lebergewebe kommt. Durch die Entzündung der Gallengänge, die in der Leber selbst stattfinden kann, aber möglicherweise auch erst da, wo die Gallengänge die Leber schon verlassen haben, kommt es zu einem Rückstau der Gallenflüssigkeit, was langfristig zu einer verstärkten Wucherung von Bindegewebe in der Leber und zu einem Umbau der charakteristischen Leberläppchen, also zu dem Erscheinungsbild einer Leberzirrhose, führen kann.

Diese Vorstufe der Leberzirrhose findet sich insbesondere bei Frauen; die Ursachen sind bis heute nicht bekannt. Glücklicherweise ist die Zeit zwischen dem Auftreten der Cholangitis und der Zirrhose sehr lang und kann sich ganz oder fast beschwerdefrei über Jahre und Jahrzehnte hinziehen.

Eine Gelbsucht gehört zu den charakteristischen Spätsymptomen dieser Erkrankung, da wegen des weitgehend zerstörten Gallengangsystems die Ausscheidung von Bilirubin nur unzureichend fortgeleitet werden kann. Die Gallensäuren lagern sich in der Haut ab und können zu einem lästigen Juckreiz *(Pruritus)* führen. Auch Cholesterin kommt nicht mehr normal zur Ausscheidung und lagert sich bevorzugt im Bereich der Augenlider ab.

Primär sklerosierende Cholangitis (PSC)

Ein weiteres eigentümliches Krankheitsbild, möglicherweise auch auf dem Boden einer immunologischen Reaktion, ist die so genannte *primär sklerosierende Cholangitis (PSC)*. Sie geht einher mit segmentalen Bindegewebsvermehrungen und Einengungen der Gallengefäße sowohl innerhalb der Leber als auch der ableitenden Gallengänge. Verdachtsweise lässt sich die PSC schon durch den Nachweis eines speziellen Immunantikörpers (p-ANCA) diagnostizieren. Ein endgültiger Nachweis besteht in der Darstellung der Gallengänge durch *ERCP* mit den charakteristischen segmentförmigen Einengungen des Gallengangsystems. Bei der primär sklerosierenden Cholangitis gibt es keine medikamentöse Therapie, um die Gallengangstrukturen aufzuhalten oder zu bessern. Mann kann nur versuchen, mittels Ballondehnung bei einer endoskopischen Katheterisierung der Gallengänge (ERC = endoskopisch retrograde Cholangiographie, siehe

Seite 111 ff.) die Engstellen zu erweitern. Ist das bei zu ausgedehnten anatomischen Veränderungen nicht mehr möglich, und nimmt der Bilirubinspiegel im Blut auf 5,0 mg/dl und mehr zu, muss die Indikation für eine Leberersatztherapie (Lebertransplantation) geprüft werden.

Spezielle Fragen zur Behandlung

Aus der Erfahrung bei Arzt-Patienten-Gesprächen haben sich bei der Erörterung chronischer Erkrankungszustände der Leber immer wieder gleichlautende Fragen von Patienten ergeben, die zu den oben geschilderten Krankheitsbildern Antworten suchten. Daher sollen die häufigsten Fragen an dieser Stelle beantwortet werden, bevor das nächste Kapitel die Komplikationen bei Leberzirrhose aus allgemeiner Sicht erörtern wird.

Wie kann man eine biliäre Leberzirrhose behandeln?

Die biliäre Leberzirrhose selbst kann mit Medikamenten nicht behandelt werden, allenfalls kann durch medizinische Maßnahmen auf gesundheitseinschränkende Symptome eingewirkt werden. Eine laborchemisch nachweisbare Besserung und auch eine Abnahme des Ikterus ergeben sich nach Einnahme von Ursodeoxycholsäure. Allgemeine Richtlinien orientieren sich jeweils an der aktuellen Besonderheit. Ein striktes Alkoholverbot sollte allerdings eingehalten werden. Je nach körperlicher Leistungsfähigkeit sollten die Patienten ihrem Beruf und ihren täglichen Arbeiten nachkommen. Früher häufig verordnete Bettruhe hat sich als nicht hilfreich erwiesen, da sie die Heilung in keiner Weise fördert, sondern eher zur Inaktivität mit Muskelabbau beiträgt. Gelegentlich bis häufig auftretender quälender Juckreiz der Haut kann manchmal durch Präparate, die Gallensäuren anlagern (z.B. Cholestyramin), gelindert werden. Früher dachte man, dass durch eine Verarmung von Gallensäuren, welche nicht in die Galle, sondern in den Kreislauf ausgeschieden werden, hier ein Wirkungsprinzip bestünde. Dies hat sich aber als nicht richtig erwiesen. Dennoch bewirkt Cholestyramin meist eine Linderung.

Als Folge der nicht mehr ausreichend ausgeschiedenen Galle kann es auch zu Störungen im Vitaminhaushalt kommen. Das betrifft im Wesentlichen die Vitamine A, D, E und K, die fettlöslich sind und für deren Aufnahme eine ordnungsgemäße Menge von Galle notwendig ist. Die Vitamine müssen dann dem Körper in Form von Injektionen zugeführt werden.

Eine *spezielle Diät* für die Patienten mit Frühformen einer Leberzirrhose gibt es nicht. Vermehrter Verzehr einer Nahrungsmittelsorte auf Kosten einer anderen führt zu einer unausgewogenen Ernährung. Die Patienten dürfen gemäß ihren eigenen Verträglichkeiten alles essen. Eine wohl ausgewogene, vitaminreiche Kost ist hier die Empfehlung.

Physikalische Maßnahmen, wie etwa feuchtwarme Wickel auf die Lebergegend, haben keinen Einfluss auf eine bessere Durchblutung, wie früher gedacht. Sie können höchstens bei örtlichen Beschwerden lindernd wirken.

Wie kann man eine alkoholische Leberzirrhose behandeln?

Die alkoholische Leberzirrhose ist hinsichtlich der Ursache eindeutig bestimmt. Deshalb ist eine absolute Alkoholkarenz erforderlich. Dabei kann es, allein schon durch den Fettabbau in den Leberzellen, je nach Stadium zu einer Besserung kommen. Auch die Bindegewebsaktivität nimmt ab, kann zum Stillstand kommen und den ganzen Krankheitsprozess zur Ruhe kommen lassen. Eine wirksame Begleitbehandlung mit Medikamenten gibt es nicht. Sie wäre auch nicht sinnvoll, da sie eventuell den Betroffenen dazu verleiten würde, Kompromisse an die absolut notwendige Alkoholkarenz zuzulassen. Die Komplikationen bei einer alkoholischen Leberzirrhose werden situativ behandelt (siehe später). Ist das Organ so stark geschädigt, dass ein krankheitsbedingter Organverlust droht, kann an eine Lebertransplantation gedacht werden, wenn über mindestens sechs Monate lückenlos eine eingehaltene Alkoholkarenz dokumentiert ist. Der betreuende Arzt hat klinisch und laborchemisch hinsichtlich Blutalkoholtests gute Möglichkeiten, diese Dokumentation durchzuführen.

Wie kann man eine virusbedingte Leberzirrhose behandeln?

Wenn man davon ausgeht, dass die beste Behandlung einer Leberzirrhose die Bekämpfung der Ursache ist, so ist es hier natürlich der therapeutische Versuch, die Virusinfektion zu unterbrechen. Zu Beginn der antiviralen medikamentösen Therapie (Interferon, Ribavirin, Famciclovir und andere, siehe Seite 51 ff.) galt diese Therapieform aufgrund des Spektrums möglicher Nebenwirkungen bei Leberzirrhose als nicht mehr angezeigt. Dieser Standpunkt wird heute jedoch nicht mehr vertreten, weil man in der Durchführung dieser Therapie Erfahrungen gewonnen hat und damit auch ihren Einsatz bei Patienten mit Leberzirrhose steuern kann. Wie nicht anders zu erwarten, bessert sich bei einem Ansprechen der Behandlung das Krankheitsbild und kann auch zum Stillstand gebracht werden, allerdings auf dem Niveau der Organschädigung, auf dem der Stillstand eingetreten ist. Rückbildungen sind zum gegenwärtigen

Stand auszuschließen. Es gibt auch gute Hinweise darauf, dass bei antiviral behandelten Patienten mit Leberzirrhose allein schon die Senkung der Viruslast deutlich das Risiko für ein primäres Leberkarzinom senkt. Trotz dieser heute gegenüber früher günstigen Behandlungsergebnisse bleibt es nicht aus, dass ein krankheitsbedingter Organverlust eintritt und an eine Lebertransplantation gedacht werden muss, obwohl die antivirale Therapie bei virusbedingter Leberzirrhose zunächst einmal unter dem Motto »Vermeidung der Lebertransplantation« steht. Bei Komplikationen einer virusbedingten Leberzirrhose wird situativ (siehe später) ohne Unterschied der Zirrhoseursache behandelt.

Wie lange kann man mit einer Leberzirrhose leben?

Häufig werden an den Arzt Fragen herangetragen, wie die Lebenserwartung nach Feststellung einer Leberzirrhose ohne Komplikationen einzuschätzen ist. Diese Frage ist recht schwer zu beantworten, da die Krankheit von der individuellen Situation geprägt wird. Ist der zirrhotische Umbau der Leber sehr aktiv, so ist natürlich relativ bald mit Komplikationen zu rechnen. Bei Formen der Leberzirrhose, die mit Sicherheit auf ein Übermaß an Alkoholgenuss zurückzuführen sind, kann dagegen gesagt werden, dass bei einer absoluten Enthaltsamkeit von alkoholischen Getränken die Krankheit relativ rasch zum Stillstand kommt. Bei den Frühformen der primär biliären Zirrhose und der sklerosierenden Cholangitis ist damit zu rechnen, dass die Lebenserwartung verkürzt ist. Um dies zu vermeiden, gilt heute die Lebertransplantation als Mittel der Wahl, die Lebenserwartung zu normalisieren. In der Regel werden bei einem Serumbilirubin von größer 5 mg/dl Maßnahmen zur Leberersatztherapie eingeleitet. Nicht ganz auszuschließen ist, dass sich die zugrunde liegende Erkrankung im Transplantat erneut manifestiert, generell ist dies aber nicht der Fall.

Die rationale Antwort auf die Frage nach der Lebensfrist nach der Diagnose Leberzirrhose bestimmt die Leberrestleistung und die Beherrschbarkeit der zu besprechenden Komplikationen. Die Leberrestleistung ist nach allgemeiner Erfahrung erschöpft bei einer Konzentration der Cholinesterase im Blut bei Werten unter 1 000 U/l, bei einem Bilirubin im Blut von ansteigend über 5,0 mg/dl und einem kritisch gesunkenen Gerinnungspotenzial mit Quick-Werten, die deutlich unter 50 Prozent der Norm sinken sowie bei konservativ nicht mehr erfolgreich behandelbaren Komplikationen wie Bauchwassersucht und Oesophagusvarizen. Ab diesem Zeitpunkt bemisst sich das Leben nur noch nach Monatsfristen. Es ist dies der endgültige und dringliche Zeitpunkt für eine Lebertransplantation bei gegebenen allgemeinen Voraussetzungen. Ansonsten muss mit dem Lebensende zu den genannten Fristen gerechnet werden.

Komplikationen bei Leberzirrhose

Wie bereits oben angeführt wurde, geht das Bestreben der Leber dahin, durch Neubildung von Leberzellen zugrunde gegangene zu ersetzen. Somit kann die biologische Funktion des Organs für den Körper aufrechterhalten werden. Solange sie ausreicht, ist eine akute Gefahr für den Gesamtorganismus nicht zu befürchten. Es handelt sich jedoch um eine Art Schwebezustand, in dem ein Rückfall im Sinne eines Wiederaufflackerns oder einer Aktivierung der Entzündung der Leber immer noch möglich ist. In ungünstigen Fällen kann sich der Zustand daher von zwei Seiten verschlechtern:

Das *Gleichgewicht der Leberfunktion* wird durch nicht ersetzten Zerfall weiterer Leberabschnitte gestört. Meistens äußert sich dies in einem erneuten Auftreten von Gelbsucht, Appetitlosigkeit und körperlicher Schwäche. Bei der Blutuntersuchung findet sich häufig auch eine Erhöhung der Transaminasen und eine Erhöhung der Gammaglobuline. Die Patienten sollten sich so bald wie möglich in ärztliche Behandlung begeben, wenn sie Anzeichen für einen solchen »akuten Schub« der Erkrankung bei sich entdecken.

Die *andere Seite möglicher Komplikationen* besteht darin, dass durch die Ansammlung von Bindegewebe in der Leber die Blutgefäße eingeengt oder abgeschnürt werden. Dadurch entsteht im Blutkreislauf der Pfortader ein Hindernis. Das Blut aus dem Darm staut sich auf und zwangsläufig steigt der Blutdruck in den vorgeschalteten Venen des Darmes an. Das Blut aus dem Darm sucht sich neue Wege, um das »Hindernis Leber« zu umgehen. Die Pfortader muss sich demnach andere Wege suchen, um die Verbindung zu der Hohlvene, der das Blut nach Durchfließen der Leber zugeführt wird, herzustellen. Dann werden wenig benutzte Venen entlang des Magens und der Speiseröhre (*Ösophagusvarizen;* Ösophagus = Speiseröhre, Varizen = Krampfadern) an der Leber vorbei kanalisiert oder aber das Blut bahnt sich einen neuen Weg über die Venen des Analringes (Hämorrhoiden).

Somit hat zwar das Blut aus dem Darm über diese Umgehungskreisläufe wieder einen Abfluss, es ergeben sich daraus aber auch Nachteile. Einmal kann das Blut der Pfortader, da es nun an der Leber vorbeifließt, hinsichtlich der aufgenommenen Nahrungsstoffe nicht mehr richtig ausgenutzt werden und, wie es normalerweise der Fall ist, von etwaigen Giftstoffen gereinigt werden. Während die erste Störung weniger in den Vordergrund tritt, da weiterhin über die Leberschlagader Blut an die Leberzellen herangespült wird, wirkt sich die mangelnde Entgiftungsleistung der Leber bald für den Gesamtorganismus nachteilig aus. Eiweißabbaustoffe aus dem Stoffwechsel der Bakterien des Darmes (oft genannt wird in diesem Zusammenhang Ammoniak) oder auch Bakteriengifte selber können den Gesamtorganismus schädigen.

Zum Zweiten droht Gefahr aus der Tatsache, dass die Venen der neu erschlossenen Umgehungskreisläufe den erhöhten Druck- und Durchflussverhältnissen nicht immer gewachsen sind, sodass sie unter Umständen platzen können. Besonders häufig kommt es zu einem Riss der Venen in den unteren Abschnitten der Speiseröhre. Bei Bestehen dieser Kurzschlussverbindungen zwischen Pfortader (Vena portae) und Hohlvene (Vena cava), also bei einem so genannten *portokavalem Umgehungskreislauf,* drohen demnach zwei wesentliche Komplikationen: die Blutung aus gestauten Venen in der Speiseröhre und eine allgemeine Körpervergiftung.

Da diese Komplikationen im Leben eines Patienten mit Leberzirrhose einen besonderen Stellenwert haben, sollen sie hier etwas ausführlicher besprochen werden.

Ösophagusvarizenblutung

Haben sich einmal venöse Umgehungskreisläufe über die Speiseröhre ausgebildet, so droht immer eine Blutung. Es gibt allerdings noch keine Kenntnis darüber, warum und wann damit zu rechnen ist. Es gibt eine Reihe von Patienten, bei denen niemals eine Blutung auftritt. Hinsichtlich der im Einzelfall verantwortlichen Ursache für ein Platzen dieser Venen gibt es ebenso wenig eine Erklärung. Weder schweres Heben noch Husten oder Pressen beim Stuhlgang dürften ursächlich wirksam sein. Ob eine Andauung durch den sauren Magensaft, wenn er in die Speiseröhre zurückfließt, bedeutsam ist, wurde erwogen, aber nie eindeutig belegt.

Diese Unkenntnis über die auslösenden Mechanismen ist ein großer Nachteil bei der ärztlichen Betreuung, da keine entsprechenden Verhaltensmaßregeln vom behandelnden Arzt gegeben werden können. Somit wissen wir zwar, wo solche Blutungen auftreten können, aber nie, ob, wann und warum.

Im Falle einer Blutung ist sofortige ärztliche Hilfe notwendig. In einigen Fällen können geringe Blutungen dem eigentlichen Ereignis voraus-

gehen. Der Patient bemerkt dies dadurch, dass sich sein Stuhl besonders dunkel oder sogar schwarz verfärbt. Diese Verfärbung beruht auf
von Darmbakterien zersetztem Blut. In anderen Fällen dagegen setzt
die Blutung sofort relativ heftig ein und äußert sich in blutigem Erbrechen.

Hier ist eine umgehende Einweisung in ein Krankenhaus notwendig,
denn der Blutverlust kann so stark werden, dass daraus ernsthafte Folgen
für den Kreislauf resultieren. Dies gilt es unbedingt zu vermeiden und
nur im Krankenhaus sind Möglichkeiten gegeben, die Blutung zu stillen.

Ist der Patient im Krankenhaus, so muss als erste Maßnahme das verlorene Blut ersetzt werden, um einen Zusammenbruch des Kreislaufs zu verhindern. Hierbei ist es unabdingbar, dass über einen in eine Armvene
vorgeschobenen Katheter Blut- oder Blutersatzlösungen dem Kreislauf
zugeführt werden. Nachdem vonseiten des Kreislaufs keine Komplikationen mehr drohen, versucht man, die Blutungsquelle zum Stehen zu bringen. Früher hatte man hierfür lediglich Sonden zur Verfügung, die an
ihrem Ende mit Ballons ausgerüstet waren. Nachdem eine solche Sonde
in die Speiseröhre und den Magen eingeführt ist, werden die Ballons auf-
geblasen und drücken auf die blutende Vene. Diese Behandlung ist für
den Betroffenen sicherlich nicht angenehm, aber unerlässlich, um ein
Verbluten zu verhindern.

Heute wird versucht, die Blutungsquelle direkt unter Sicht zu verschließen. Hierzu bedient man sich optischer Geräte, der so genannten
Endoskopie. Es sind dies fingerdünne Fiberglasschläuche, über die eine Betrachtung des Inneren von Speiseröhre und Magen möglich ist. Durch einen Kanal können Instrumente für etwaige kleine Operationen eingeführt werden. Im Falle einer Ösophagusvarizenblutung wird nun nach
Aufsuchen der Blutungsquelle eine Injektionskanüle durch diesen Ar-
beitskanal hindurchgeschoben und die Schleimhaut rechts und links der
blutenden Stelle mit einer leicht ätzenden Substanz unterspritzt. Der sofortige Effekt ist, dass die neben der Vene liegenden Flüssigkeitsquaddeln
die Vene komprimieren und damit die Blutung zum Stillstand bringen.
Ein späterer Effekt ist der, dass durch die Flüssigkeit die Bildung von Nar-
bengewebe angeregt wird, das dann die zur Blutung neigende Spei-
seröhrenkrampfader umschließt und somit ein erneutes Platzen verhindert. Wir werden noch hören, dass diese Methode auch angewendet wird,
um die Blutungsneigung dauerhaft zu bannen. Die Unterspritzung, wie
sie hier genannt wurde, ist eine Möglichkeit, auf endoskopischem Wege
die Blutung zu stillen. Statt einer Injektionsbehandlung ist auch bei

geeigneten Fällen eine Varizenbehandlung mit Gummibandligaturen möglich, wobei mittels technischer Methoden für Speiseröhrenvarizen kleine Gummibänder diese von außen verschließen.

Da an dieser Stelle die *endoskopische Untersuchung der Speiseröhre* mit dem Ziel der Blutstillung genannt wurde, sollen noch einige andere Aspekte besprochen werden. Es ist heute allgemein üblich, dass bei einem Patienten, der mit Bluterbrechen in ein Krankenhaus eingeliefert wird, eine endoskopische Untersuchung des oberen Magen-Darm-Kanals durchgeführt wird, auch wenn schon bekannt ist, dass bei ihm Ösophagusvarizen bestehen. Grund hierfür ist die Erkenntnis, dass sich bei Patienten mit Leberzirrhose häufig auch ein Magenulkus, also ein Geschwür der Magenschleimhaut, ausbildet, das natürlich auch als Blutungsquelle infrage kommt. Etwa die Hälfte der Blutungen sind bei Patienten mit Ösophagusvarizen auch dafür verantwortlich. Es ist also wichtig, die Ursachen der Blutung zu wissen, um der Situation angepasst therapieren zu können. Bei einer starken Blutung aus einem Magengeschwür nämlich sollte unter Umständen rasch ein Chirurg gerufen werden, der die Blutung operativ stillt. Dagegen kann sich bei einer Ösophagusvarizenblutung ein zu rasch gefasster Entschluss für eine Operation eher nachteilig für den Patienten auswirken. Eine endoskopische Notfalluntersuchung ist also zur Erstellung eines sinnvollen Behandlungsplans unerlässlich.

Kann man weitere Ösophagusvarizenblutungen verhindern?

Aus Erfahrung wissen wir, dass nach einer ersten Blutung mit großer Wahrscheinlichkeit auch eine weitere folgen wird, denn diese erste Episode hat gezeigt, dass die Voraussetzungen dafür bei den betreffenden Patienten bereits vorliegen. Ziel ist es, nach Behandlungsmöglichkeiten zu suchen, mit denen erneute Blutungen und alle sich daraus ergebenden Gefahren verhindert werden können.

Letzte Ursache dafür, dass sich das Blut aus dem Darm einen Umwegkreislauf über die Venen der Speiseröhre gesucht hat, war ja, dass die bindegewebig umgewandelte Leber ein Hindernis im normalen Blutstrom darstellt. Es liegt daher nahe, durch operative Maßnahmen das venöse Blut aus dem Darm und der Pfortader mittels operativer Techniken so in den großen Kreislauf abzuleiten, dass die Stauung beseitigt wird und sich der Druck in den Speiseröhrenvenen senkt.

Aus rein technisch-operativer Sicht ist dies relativ einfach möglich, indem die Pfortader kurz vor ihrer Einmündung in die Leber durchtrennt und an die untere Hohlvene angeschlossen wird. Aber so einfach diese

Operation, die so genannte *portokavale Anastomose* oder auch der *portoka-vale Shunt,* aus technischer Sicht sein mag, aus biologischer Sicht ist sie für den erkrankten Organismus – insbesonders langfristig gesehen – nicht leicht zu ertragen. Komplikationen können sich allein schon aus der Operation ergeben, aber auch dadurch, dass nun das gesamte Pfort-aderblut ohne Leberpassage direkt der Zirkulation zugeführt wird. Hie-raus können später noch zu besprechende Vergiftungserscheinungen resultieren, die sich besonders auf das zentrale Nervensystem auswirken.

Der Erkrankte ist zwar von dem Risiko weiterer Blutungen befreit, hat aber nun mit den Folgen der inneren Vergiftung zu kämpfen. Aus diesen Gründen bezweifeln in letzter Zeit mit dieser Operation befasste Ärzte zunehmend, ob sie dieses Verfahren entsprechend erkrankten Patienten empfehlen können. Außerdem gibt es Hinweise aus der wissenschaftli-chen Literatur, diese Art der Operation zu verlassen.

Man hat daher Auswege gesucht und inzwischen auch gefunden. Derzeit werden Operationsmethoden empfohlen, mit denen nicht das gesamte Pfortaderblut in den großen Kreislauf abgeleitet wird, sondern nur das Blut, das über die Ösophagusvenen als Umgehungskreislauf fließt. Die hierzu angegebenen Operationstechniken, wie z. B. die Operation nach dem amerikanischen Chirurgen Warren, sind zwar technisch wesentlich schwieriger, schützen aber den Erkrankten sowohl vor weiteren Blutun-gen als auch vor der inneren Vergiftung, da ein großer Teil des Pfortader-blutes weiterhin durch die Leber strömt und entgiftet werden kann.

Als Alternative zu operativen Umleitungseingriffen kann auch an eine in-terventionelle Katheteranlage zwischen Pfortader und unterer Hohlvene gedacht werden, den so genannten *Transjujulären Intrahepatischen Porto-Systemischen Shunt* (TIPS). Dieser wissenschaftliche Begriff beschreibt, dass über die Hohlvene unter Röntgenkontrolle ein Katheter durch die Leber hindurch in die Pfortader geschoben wird und über diesen ein verblei-bender Katheter zwischen dem System der oberen Hohlvene und der Pfortader gelegt wird. Die Indikation für TIPS ist die Senkung des Druckes in der Pfortader und damit die Verhinderung weiterer Blutun-gen aus Ösophagusvarizen und die bessere Behandlung bei medika-mentös nicht mehr zu beeinflussender Bauchwassersucht. So elegant die-se Methode klingen mag, ist sie doch nicht der Weisheit letzter Schluss, denn auch diese Maßnahme hat eine Schädigung des Gehirns, die Enze-phalopathie, zur Folge, besonders bei Betroffenen mit fortgeschrittener Leberzirrhose und solchen, die bereits Anzeichen für eine Enzephalopa-thie haben. Manche Zentren sehen diese Methode als Überbrückungstherapie vor einer Lebertransplantation an, andere Zentren lehnen sie ab wegen der Nebenwirkungen, die durch eine rechtzeitig geplante Lebertransplantation vermeidbar wären. Die Betonung liegt hier auf rechtzeitig (siehe später).

Operationen an den die Leber versorgenden Gefäßen mit dem Ziel einer Blutgefäßumleitung sind daher heute wegen der schlechten Erfolge umstritten und in verantwortlicher Planung verlassen worden. In Fällen, in denen eine solche Operation zur Diskussion steht, wird – wie angedeutet – vornehmlich an eine Leberersatztherapie, an eine Lebertransplantation, gedacht.

Wie kann man den Pfortaderhochdruck senken?

Eine Reihe klinischer Untersuchungen hat gezeigt, dass man den Pfortaderhochdruck auch medikamentös senken kann. Ziel ist es, das Risiko einer Ösophagusvarizenblutung zu verringern. Verwendet werden pharmakologische Substanzen, wie sie auch bei verengenden Erkrankungen der Herzkranzgefäße eingesetzt werden. Ihre Wirkung auf den Pfortaderdruck ist indirekt: Durch allgemeine Gefäßerweiterung und Absenkung der Pumpleistung des Herzens wird pro Zeiteinheit weniger Blut in das Pfortadersystem gepumpt, was zwangsläufig eine Drucksenkung zur Folge hat.

Verschrieben werden so genannte Betablocker, wobei die Dosierung durch Absenken der Pulszahl um 20 Prozent des Ausgangswertes gefunden wird.

Schädigungen des Zentralnervensystems (Enzephalopathie)

Bei bestehendem portokavalem Umgehungskreislauf wurde als Komplikation neben der Ösophagusvarizenblutung die innere Vergiftung genannt. Diese besteht im Wesentlichen darin, dass durch Giftstoffe aus dem Darm, die normalerweise durch die Leber aus dem Pfortaderblut entfernt werden, das zentrale Nervensystem geschädigt wird. Trotz vielfacher Versuche, die Natur dieser Giftstoffe näher einzugrenzen, ist man sich unklar, welche Stoffe vor allem als dieses Gift anzusehen sind. In den vergangenen Jahren war Ammoniak, entstanden aus der Zersetzung von Eiweiß durch Darmbakterien, vielfach im Gespräch. Eine kritische Nachprüfung hat aber nicht beweisen können, dass dieser Stoff das gesuchte Gift ist. Nichtsdestoweniger wurde häufig beobachtet, dass bei erhöhtem *Blutammoniakspiegel* eine Vergiftung des Zentralnervensystems droht oder bereits eingetreten ist. Daher gilt heute der Ammoniakgehalt des Blutes als Leitparameter in der Diagnostik der Enzephalopathie.

Diese Vergiftung äußert sich in einer vermehrten Schläfrigkeit des Betroffenen und in einer Zittrigkeit der Muskulatur, insbesondere der Arme. Es können Denkschwäche auftreten und ein Mangel an Konzentrationsfähigkeit. Der Umgebung des Erkrankten werden beginnende Stadien dieser Vergiftung frühzeitig durch Fehlleistungen bei alltäglichen Verrichtungen auffallen (so genannte latente Enzephalopathie). Die Einbußen an geistiger Leistung lassen sich testmäßig schon früh erfassen, wenn den Betroffenen die Aufgabe gestellt wird, eine Reihe von Zahlen (1–20), die unterschiedlich auf einem Testblatt verteilt sind, numerisch richtig innerhalb einer bestimmten Zeit (30 bis 45 Sekunden) zu verbinden (so genannter Zahlenverbindungstest nach REITAN). Verlängerte Testzeit und fehlerhafte Verbindungen sind ein guter Gradmesser der Einschränkung geistiger Leistung.

Ausgelöst werden solche Zustände häufig durch einen übermäßigen Genuss von Eiweißstoffen mit der Nahrung. Bereits in den letzten Jahren des vergangenen Jahrhunderts war dieser Zusammenhang bekannt und wurde als so genannte Eiweißvergiftung bezeichnet. Wir wissen darüber hinaus, dass die Darmbakterien als Ursache an diesen Zuständen beteiligt sind. Die einzelnen Wirkungsmechanismen sind noch nicht bekannt. Somit ist eine Behandlungsmöglichkeit, jegliche Zufuhr von Nahrungseiweiß zu unterbinden und die andere, die Darmbakterien mittels im Darm wirksamer Antibiotika abzutöten. In den allermeisten Fällen und bei frühzeitigem Einsatz dieser Maßnahmen lassen sich schwerwiegende Vergiftungserscheinungen verhindern. Werden allerdings die frühen Anzeichen nicht erkannt und setzt die genannte Behandlung nicht rasch genug ein, kann sich ein komatöser Zustand entwickeln. Allerdings gibt es auch dann noch therapeutische Möglichkeiten, um die Funktion des Zentralnervensystems zu bessern.

So erfolgreich eine Behandlung auch sein mag, wünschenswerter wäre es, wenn solche Vergiftungserscheinungen überhaupt nicht erst einträten. Entsprechende Vorsichtsmaßnahmen sind derzeit durchaus möglich.

Wie kann man der Enzephalopathie vorbeugen?

Zum Ersten besteht die Vorbeugung darin, dass der Erkrankte den Eiweißgehalt seiner Nahrung – gemessen in Gramm pro Tag – seiner individuellen Verträglichkeit anpasst. Diese Verträglichkeit lässt sich unter ärztlicher Aufsicht relativ leicht feststellen. Ist sie einmal bekannt, kann der Erkrankte seine Nahrung entsprechend zubereiten. Entweder gibt ihm sein behandelnder Arzt die notwendigen Ratschläge, oder er verweist ihn an eine diätetisch geschulte Fachkraft.

Das Prinzip dieser Ratschläge ist, die diätetische Eiweißzufuhr auf 40, 60 oder 80 Gramm täglich zu begrenzen. Diese Mengen werden je nach Verträglichkeit ermittelt, wobei der Zahlenverbindungstest eine gute begleitende Maßnahme ist. Die Ratschläge werden auch beinhalten, Eiweißträger zu meiden, die eine Episode von Enzephalopathie auslösen können, wie Käse und Fisch. Ist bei bestimmten Betroffenen die Eiweißverträglichkeit so gering, dass aus diätetischer Sicht eine Eiweißunterversorgung droht, gibt es pharmazeutische Eiweißpräparate als Nebenmedikation, die hinsichtlich der Enzephalopathie unbedenklich sind, diätetische Defizite aber ausgleichen können. Dies sind die so genannten verzweigtkettigen Aminosäuren in einer Dosierung von 15 bis 20 Gramm pro Tag. Diese werden auch von den Kostenträgern bezahlt, wenn der behandelnde Arzt attestiert, dass es sich um eine medikamentöse Arzneiverordnung handelt, und die Rezeptur den Zusatz »wegen Encephalopathie« enthält.

Zum Zweiten kann man auch versuchen, die bakterielle Besiedelung des Darmes so umzuformen, dass keine giftigen Zersetzungsprodukte aus der Nahrung entstehen. Hierzu eignet sich die tägliche Einnahme eines künstlich gewonnenen Zuckers, der *Laktulose*. Dieser steht als Sirup vielfältig zur Verfügung, ist aber auch in reiner kristalliner Form erhältlich. Zischen 60 und 90 Gramm dieses Zuckers sollte sich der Erkrankte in Form von Sirup täglich zuführen, verteilt auf drei Einnahmen. Da dieser Zucker nur in Bruchteilen durch den Dünndarm aufgenommen wird, gelangt die Hauptmenge in den Dickdarm und kann dort – neben der Wirkung auf die Darmflora – vermehrt Wasser an sich binden. Dies hat zur Folge, dass der Stuhl breiig bis durchfällig wird. Ist der Stuhl dauernd breiig, hat der Erkrankte die richtige Menge von Laktulosesirup eingenommen. Es sei hier betont, dass für einen Patienten mit Leberzirrhose und Ösophagusvarizen mit Gefahr der Enzephalopathie die Laktulose einen ähnlichen Wert hat wie das Insulin für den Zuckerkranken. Da Laktulose ein künstlicher Zucker ist, kann er auch unbedenklich bei einem Diabetiker verabreicht werden.

Der Effekt des Laktulose-Sirups auf die Änderung der Darmflora beruht auf der Ansäuerung des Darminhaltes und damit der Verdrängung der Ammoniak bildenden Darmbakterien. Häufige Nebenwirkungen der Laktulosesirup-Therapie sind Blähungen. Bei deren Auftreten sollte je nach Erträglichkeit nicht der Laktulosesirup abgesetzt, sondern eventuell nur die eingenommene Menge verringert werden.

Alternativ, aber auch zusätzlich, steht bei latenter oder bei akuter Enzephalopathie auch L-Ornithin-L-Aspartat (LOLA) als Granulat oder als intravenös zu gebende Lösung zur Verfügung. Es handelt sich dabei um zwei Aminosäuren (Eiweißbausteine), die den Harnstoffzyklus im Stoffwechsel beschleunigen, wodurch vermehrt Ammoniak abgebaut wird. Unter ambulanten Bedingungen sind dreimal 6 Gramm Ornithin-Aspartat-Granulat eine Standarddosierung, die aber erhöht werden kann, wenn es die Gegebenheiten erfordern.

Bei Patienten mit Leberzirrhose und Neigung zur Enzephalopathie können mehr oder weniger akute Situationen einer geistigen Eintrübung eintreten, die intensivere Maßnahmen erfordern. Hierzu gehören die physikalische Darmreinigung mit Säuberungseinläufen mit Wasser unter Zusatz von Laktulosesirup (Verhältnis: zwei Teile Wasser und ein Teil Laktulosesirup) und die Einnahme von Antibiotika (z. B. Paromomyzin) mit dem Ziel, die Ammoniak produzierende Darmflora zu reduzieren oder auszuschalten. Effekte solcher akuten Maßnahmen lassen sich meist in Stundenfristen feststellen.

Bauchwassersucht (Aszites)

Eine weitere Komplikation einer Leberzirrhose ist das Auftreten von *Bauchwassersucht (Aszites)*.

Mögliche Ursachen für die Bauchwassersucht:

1. Kommt es zu einem erhöhten Blutdruck in der Pfortader, wie er sich bei der Abflussstörung in den Darmgefäßen ausbildet, so wird Flüssigkeit durch die Gefäßwände in die freie Bauchhöhle gepresst.
2. Durch den Prozess der Ansammlung und Schrumpfung von Bindegewebe werden nicht nur die Blutgefäße eingeengt, sondern es kommt auch zu einer Zerstörung des Lymphabflusses aus der Leber. Die Lymphe staut sich dann in der Leber und tritt durch die Leberkapsel in den freien Bauchraum über.
3. Durch die zunehmende Funktionsschwäche der Leber werden auch weniger Bluteiweißkörper gebildet. Die Bluteiweißkörper haben nicht nur den Zweck, Ernährungsgrundlagen für den Organismus zu sein, sondern auch gleichzeitig die Aufgabe, den physikalischen Druck der Blutflüssigkeit aufrechtzuerhalten. Sinkt dieser physikalische Druck durch Mangel an Bluteiweißkörpern, so kann Wasser nur schwer im Gefäßsystem gehalten werden, und es tritt durch die Gefäße in die Bauchhöhle aus.

Der Patient bemerkt das Auftreten von Bauchwassersucht durch ein Dickerwerden des Bauches. Durch Betasten und Beklopfen des Bauches kann dann der Arzt feststellen, wie groß die Wasseransammlung ist. Manchmal stellt er auch fest, dass sich nicht nur in der freien Bauchhöhle Wasser angesammelt hat, sondern auch im Gewebe, etwa im Bereich der Unterschenkel und der Knöchel. Dies ist ebenfalls ein Zeichen dafür, dass unter Umständen der Mangel an Serumeiweiß ausgeprägt ist.

Wie wird die Bauchwassersucht behandelt?

Es muss nun versucht werden, durch vorsichtige Gabe von wasserausschwemmenden Medikamenten und insbesondere durch Verordnung von kochsalzarmer Diät diese Wasseransammlungen wieder aus dem Körper zu entfernen. Hierbei muss man sehr vorsichtig vorgehen, denn wir wissen, dass nur ein bestimmter Teil dieses Wassers pro Tag schadlos entfernt werden darf. Man kann davon ausgehen, dass bei Bauchwassersucht allein etwas weniger als ein halber Liter pro Tag durch ausschwemmende Maßnahmen entfernt werden kann, bei gleichzeitig bestehender Wasserablagerung im Gewebe etwa ein Liter. Wird durch drastische Maßnahmen mehr Flüssigkeit aus dem Körper entfernt, so wird dadurch lediglich die Blutflüssigkeit verringert. Damit nimmt die gesamte Blutmenge ab und das Blut wird eingedickt, was schwerwiegende Folgen auf den Kreislauf hat. Das Pumpvolumen des Herzens kann abnehmen und ebenfalls die Nierenfunktion. Um dies zu vermeiden, werden tägliche Gewichtskontrollen notwendig. Registriert der Kranke eine Gewichtsabnahme von etwa einem Pfund pro Tag, so ist das richtige Maß der Wasserausscheidung gefunden. Dies erklärt auch, warum die früher gängige Methode, das Wasser durch ein Anstechen der Bauchdecke abzulassen (Bauchdeckenpunktion), heute nur in Ausnahmefällen angewandt wird: Bei Entfernung einer größeren als der oben genannten Menge wird sich die zusätzlich der Bauchhöhle entnommene Flüssigkeit auf Kosten des Blutflüssigkeitsvolumens schnell wieder nachbilden. Dies kann aber dadurch vermieden werden, dass unmittelbar nach der Aszitespunktion intravenös Eiweiß verabreicht wird. Damit wird der Eiweißdruck in der Blutflüssigkeit erhöht und somit ein Abströmen von Blutflüssigkeit verhindert.

Die Behandlung der Bauchwassersucht ist daher eine sehr abwägende und bedarf des medikamentösen Feingefühls des behandelnden Arztes und der Mitwirkung des Betroffenen (Gewichtskontrollen!). Da die Wasser austreibenden Medikamente dem Körper auch wichtige Blutsalze (Natrium, Kalium) entziehen, sind kurzfristige, eventuell wöchentliche, oder noch häufigere Kontrollen durch den behandelnden Arzt notwendig.

Wie kann eine erneute Aszitesbildung verhindert werden?

Ist die ausschwemmende Behandlung erfolgreich gewesen und alles Wasser aus dem Körper entfernt, so stellt sich die Frage, wie eine erneute Aszitesbildung zu verhindern ist. Dies kann durch die tägliche Einnahme geringer Mengen schonend wirksamer ausschwemmender Medikamente erreicht werden, wobei eine kochsalzarme Nahrung und die Meidung kochsalzreicher Mineralwässer (siehe Anhang) von nicht zu unterschätzender Bedeutung ist.

Nur in ganz wenigen Ausnahmefällen ist die Behandlung nicht erfolgreich und es muss zu anderen Mitteln gegriffen werden. Hier wurden in den letzten Jahren aus chirurgischer Sicht neue Maßnahmen empfohlen. Es handelt sich dabei um ein operatives Einbringen einer Verbindung zwischen Aszites und oberer Hohlvene. Diese Verbindung (engl.: Shunt) trägt ein Ventil, das sich immer nur dann öffnet, wenn zwischen Aszites und dem Blutdruck in der Vene ein Gefälle entsteht (so genannter LeVEEN-Shunt). Dies entsteht z. B. bei der Einatmung. Somit werden immer kleine Mengen des Aszites in die Blutbahn gebracht und können von dort über die Niere ausgeschieden werden. Zunehmende Erfahrung hat aber gezeigt, dass diese Methode nur in Einzelfällen anzuwenden ist, sodass sie im gesamten Behandlungskonzept des Aszites eine Ausnahme bleibt.

Leber und Alkohol

Bei der Besprechung der Fettleber und auch der Leberzirrhose wurde darauf hingewiesen, dass ein Übermaß an Alkohol Ursache für diese Erkrankung sein kann, weswegen ihm hier ein besonderes Kapitel gewidmet werden soll. Vielen ist nämlich nicht bewusst, dass Alkohol schon in einer täglichen Menge schädlich wirkt, die nicht zur Trunkenheit oder Trunksucht führen muss.

Aus Untersuchungen über den Abbau des Alkohols im Organismus wissen wir, dass die Leber dabei eine zentrale Rolle zu erfüllen hat. Dabei baut sie den Alkohol vorrangig ab und stellt damit andere ihr obliegende Funktionen zurück. Dies wird insbesondere bedeutsam für die Rolle der Leber im Fettstoffwechsel. Sie vernachlässigt diese Aufgabe und speichert das ihr angebotene Fett in den Leberzellen, um es irgendwann später zu verwenden, wenn ihr kein weiterer Alkohol angeboten wird. Somit ist der erste schädigende Einfluss von Alkohol auf die Leber daran zu erkennen, dass sich Fett in den Leberzellen ablagert. Im Kapitel über die Fettleber wurde dies bereits erwähnt.

Somit ist die *Fettleber* erstes Anzeichen dafür, dass dem Organismus zu viel Alkohol angeboten wurde. Hieraus muss nun noch keine ernsthafte Leberschädigung resultieren, wenn der Betroffene seinen Alkoholkonsum für längere Zeit einstellt. Während dieser Zeit kann die Leber das gespeicherte Fett verarbeiten. Im Weiteren sollte Alkohol nur in deutlich geringerem Maß genossen werden. Der Betroffene sollte die eindringlichen Ermahnungen seines Arztes ernst nehmen. Tut er dies nämlich nicht und nimmt Alkohol in gewohnter Menge zu sich, so droht ihm eine weitere Leberschädigung, nämlich die alkoholische Hepatitis, die bereits erwähnt wurde. Eine solche Hepatitis kann sich mit Gelbsucht, Fieber und Krankheitsgefühl äußern, kann aber auch unbemerkt entstehen. Bemerkt er sie, so kann ihn eine langfristige Alkoholkarenz vor einer chronischen Leberschädigung schützen. Bemerkt er sie nicht oder will er sie nicht wahrnehmen, so droht ihm bei fortgesetztem Alkoholgenuss unweigerlich die Entwicklung einer Leberzirrhose. Wir wissen nämlich heute, dass entzündliche Reaktionen, bedingt durch eine alkoholisch verursachte Fettleber, den Weg in die Leberzirrhose bahnen.

Welche Mengen an Alkohol sind schädlich für die Leber?

Männer sollten nicht mehr als 60–80 Gramm reinen Alkohol dauerhaft und täglich zu sich nehmen, bei Frauen liegt die täglich tunlichst nicht zu überschreitende Menge an reinem Alkohol bei 20–40 Gramm. Anhaltspunkt für den Alkoholgehalt von Getränken ergibt sich aus der folgenden Aufstellung, die aber nicht bindend ist, da je nach Zubereitung der Getränke mehr oder weniger Alkohol in ihnen enthalten sein kann. Die Mengen gelten für eine angenommene Schädigung der Leber, nicht aber im Rahmen der verkehrszulässigen Promillegrenzen im Blut. Hier sind schon 3 Glas Bier à 0,2 Liter russisches Roulette!

Das Risiko, eine alkoholische Leberschädigung zu entwickeln, ist freilich auch abhängig von der Dauer des täglichen Alkoholkonsums. Viel Alkohol in wenigen Jahren kann ebenso zu Leberzirrhose führen wie wenig über den genannten Grenzen liegender täglicher Alkoholkonsum über viele Jahre. Es ist nicht nur empfehlenswert, Alkohol höchstens in den als derzeit ungefährlich angesehenen Mengen zu sich zu nehmen, sondern auch an mindestens 1 oder 2 Tagen der Woche völlig alkoholabstinent zu leben. Einem mit Lebererkrankungen besonders befassten Arzt ist es ein Dorn im Auge, dass in besonderen Berufsschichten beispielsweise Bier regelmäßig in Arbeitspausen oder auch gelegentlich während der Arbeit genossen wird. Dieser Bierkonsum wird vielleicht zwar nicht zu einem

Beachte

60 g reiner Alkohol sind enthalten in:
2 Litern Bier
0,8 Litern Wein, also in 4 Gläsern
0,5 Litern Wermut
0,2 Litern Branntwein, also in 10 Schnapsgläsern

20 g reiner Alkohol sind enthalten in:
0,7 Litern Bier
0,3 Litern Wein, also anderthalb Gläsern
0,2 Litern Wermut
0,07 Litern Branntwein, also in 3 Schnapsgläsern

Zustand der Trunkenheit führen, aber sehr wahrscheinlich zu einer Leberschädigung. Aus ärztlicher Sicht fragt man sich, warum Auszubildende bereits morgens zum Getränkefachmarkt geschickt werden, um Bier als Getränk zum Frühstücksbrot einzukaufen.

- Muss eigentlich jede Baustelle durch ausgetrunkene Bierflaschen markiert werden?
- Kann eigentlich ein Fußballspiel im Stadion oder vor dem Fernsehschirm nur mit Alkohol genossen werden?
- Warum gehört Alkoholkonsum nahezu zum Status gewisser Berufe?

Die Beantwortung dieser Fragen und die sich daraus ergebenden Konsequenzen sind sicher ein guter Weg, das Ausmaß alkoholischer Leberschädigungen zu verringern. Derzeit hat die Zahl alkoholbedingter organischer Schädigungen am Patientenanteil im Krankenhaus eine allgemein nicht mehr vertretbare Zahl erreicht. Die Kosten für Behandlung und Arbeitsausfall werden von der Gemeinschaft getragen. Man fragt sich, ob dies der alkoholkonsumierende Erkrankte vor der Gemeinschaft und vor sich vertreten kann.

Auch für Erkrankungen der Bauchspeicheldrüse liegt die Alkoholproblematik ähnlich wie bei der Leber. Auch hier ist zu fragen, warum diese häufig chronischen Erkrankungen der Bauchspeicheldrüse als Folge von vermehrtem Alkoholkonsum nicht durch Einsicht zu minimieren sind.

Natürlich ist bei der Alkoholproblematik über die Schädigung von Leber und Bauchspeicheldrüse hinaus an die Alkoholabhängigkeit mit ihren nicht nur medizinischen, sondern auch psychosozialen Auswirkungen zu denken.

Es soll Ihnen hier nicht die Freude an einem Schoppen Wein oder einem Glas Bier genommen werden. Sie sollten aber bedenken, dass alkoholische Getränke, gedanken- und maßlos konsumiert, schädlich sind. Bier oder andere alkoholische Getränke als »Berufsgetränk« zu verwenden ist aus ärztlicher Sicht zu verurteilen.

Leberschäden durch Medikamente (toxische Leberschäden)

In den letzten Jahren ist durch eine große Zahl wissenschaftlicher Arbeiten auf einen Zusammenhang zwischen Medikamenten und dem Auftreten von Leberschäden hingewiesen worden. Bedingt durch die Stoffwechselaufgabe der Leber und ihre Entgiftungsfunktion, ist sie fast immer beteiligt, wenn dem Organismus Medikamente angeboten werden. Die meisten Medikamente sind nämlich in der Form, in der wir sie einnehmen, nicht in Wasser, sondern nur in Fett löslich. Die Leber wandelt sie nun in wasserlösliche Stoffe um, damit sie entweder über die Niere oder die Galle wieder ausgeschieden werden können. Hierzu besitzt sie in den kleinen Zellorganen ein besonderes System von Enzymen. Manchmal entstehen erst bei diesem Prozess Abbauprodukte, die die Leber selbst schädigen können. Bei manchen Medikamenten dagegen ist eine Leberschädigung nicht voraussehbar und tritt nur gelegentlich auf. Warum in diesen Fällen eine Schädigung eintritt, ist heute noch nicht bekannt.

Die Schädigungen durch Arzneimittel können sehr unterschiedlich sein. Gelegentlich führen sie nur zu einer Ausscheidungsstörung für Bilirubin, in anderen Fällen kommt es zu einem Untergang von Leberzellen, in wieder anderen ist das Krankheitsbild von einer Hepatitis nicht zu unterscheiden. Häufig findet sich auch eine Verfettung von Leberzellen.

Es ist nicht immer leicht, herauszufinden, ob eine Leberschädigung durch ein Medikament verursacht ist oder nicht. Freilich führt die feingewebliche Untersuchung der Leber häufig auf die richtige Fährte, der endgültige Beleg aber steht meistens aus. Hier muss dann unter strenger ärztlicher Kontrolle die verdächtige Substanz in kleiner Menge noch einmal gegeben werden. Man kann dann an Veränderungen bestimmter blutchemischer Werte erkennen, ob dieses Medikament für den Betroffenen leberschädlich ist oder nicht. Wird dies nachgewiesen, muss er in Zukunft ein Medikament dieser Gruppe meiden.

Substanzen, die zu einer Leberschädigung führen können, lassen sich in fast allen Gruppen von Medikamenten finden, so unter Antibiotika, Narkosemitteln und Medikamenten, die bei seelischen Erkrankungen eingesetzt werden. Damit ist allerdings noch nicht gesagt, dass ihr Einsatz generell abzulehnen ist. Wir brauchen diese Medikamente, um andere ernsthafte Erkrankungen zu heilen. Aus der Kenntnis um ihre möglichen, auch die Leber schädigenden Nebenwirkungen sollte der Schluss gezogen werden, dass *nur unter ärztlicher Kontrolle und auf ärztliche Verschreibung Medikamente eingenommen* werden. Nur so kann verhindert werden, dass ernsthafte Schäden zurückbleiben. Eine solche Überwachung ist auch notwendig, um überhaupt diese Nebenwirkungen eines Medikamentes kennen zu lernen. Häufig schon wurde die Konsequenz daraus gezogen, die Substanz nicht mehr zu verwenden. Somit kann nicht nur für den Einzelnen Schaden verhütet werden, sondern unter Umständen auch für viele andere. In manchen Fällen wird es nicht möglich sein, auf die Gabe leberschädlicher Medikamente auch schon bei eingetretener Schädigung zu verzichten, so z. B. bei der Tuberkulose und bei schweren psychiatrischen Erkrankungen. In solchen Fällen werden so genannte »Leberschutzpräparate« zusätzlich verordnet. Bewährt haben sich dabei Präparate aus einem Wirkstoff der Mariendistel, das Silymarin.

In diesem Zusammenhang sei auch kurz genannt, dass es *gewisse Umweltgifte* gibt, die die Leber schädigen können. So kann z. B. Vinylchlorid, eine Substanz, die bei der Kunststoffherstellung entsteht, zu einer Vermehrung des Bindegewebes in der Leber führen, weswegen am Arbeitsplatz den entsprechenden Schutzempfehlungen strikt Folge zu leisten ist. Wir wissen auch, dass Tetrachlorkohlenstoff, eine Substanz, die in manchen Fleckentfernungsmitteln enthalten ist, die Leber schädigen kann. Es gilt daher, mit solchen Mitteln vorsichtig umzugehen und auch beim eventuell notwendig werdenden Gebrauch größerer Mengen – besonders in geschlossenen Räumen – diese während und nach Gebrauch gut zu lüften.

Leber und orale Antikonzeptiva

Ähnlich wie bei den zuvor besprochenen unerwünschten Nebenwirkungen von Medikamenten auf die Leber, können auch die Hormone, die zur Schwangerschaftsverhütung eingenommen werden, die Leber schädigen. Häufig sind es erst die im Körper entwickelten Umbauprodukte, die diese Wirkung entfalten. Am bedeutendsten sind die dabei entstehenden Östrogene. Sie führen unter Umständen zu einer Störung der Galleausscheidung durch die Leberzellen; Gelbsucht und Hautjucken können die Folgen sein.

Beobachtungen in verschiedenen Ländern haben gezeigt, dass eine gewisse Erbanlage für diese Nebenwirkungen mit im Spiel sein dürfte. Häufig sind die Frauen betroffen, die bereits bei einer normalen Schwangerschaft phasenhaft eine Gelbsucht bekommen. Im Allgemeinen bildet sich diese Störung der Galleausscheidung nach Absetzen der Pille spontan zurück, ohne bleibende Schäden an der Leber zurückzulassen. Die Einnahme der Pille sollte daher immer unter ärztlicher Kontrolle bleiben.

Neben dieser Ausscheidungsstörung für das Bilirubin kann die Pille aber auch zu einer anderen Schädigung der Leber führen, die wesentlich ernsthafter zu beurteilen ist. Durch die Einnahme der Hormone kommt es nämlich zu einer vermehrten Neigung zu Thrombose. Dies beruht darauf, dass ein von der Leber gebildeter antithrombotischer Schutzstoff nicht mehr in genügender Menge hergestellt bzw. dass er inaktiviert wird. Gelegentlich können sich solche Thrombosen in den abführenden Venen der Leber abspielen. Dies hat ernsthafte Folgen für das gesamte Organ, da dann kein Blut mehr die Leber verlassen kann. Durch Blutstau schwillt die Leber an und es entwickelt sich eine Bauchwassersucht (so genanntes *Budd-Chiari-Syndrom*). Hier muss rasch eingegriffen und versucht werden, durch thrombenauflösende Mittel dieses Hindernis zu beseitigen. Allerdings gelingt das häufig nicht mehr. Aus diesem Grunde werden die gerinnselauflösenden Maßnahmen nicht mehr als endgültiger Therapieversuch angesehen, sondern hier wird rasch eine Lebertransplantation angestrebt. Die einmal an einer Lebervenenthrombose erkrankten Frauen müssen nach der Transplantation lebenslang gerinnungshemmende Medikamente (Cumarine) einnehmen, weil es auch im Transplantat wieder zu einer Lebervenenthrombose kommen kann. Diese Eigentümlichkeit ist bis heute noch ungeklärt.

Als weitere Folgen von hormonellen Antikonzeptiva kann es zu herdförmigen Wucherungen von Leberzellen kommen, zu so genannten *Leberadenomen* respektive zur *fokal-nodulären Hyperplasie*. Meist ist eine langfristige Einnahme (länger als 5 Jahre) von Östrogenen vorausgegangen. Es handelt sich prinzipiell um gutartige Neubildungen, aber bei Verdrängung von nicht befallenem Lebergewebe und bei Blutungen muss gelegentlich operativ eingegriffen werden.

Es versteht sich, dass bei Frauen, bei denen solche Neubildungen aufgetreten sind, eine weitere Östrogeneinnahme unterbleiben muss.

Diese genannten Möglichkeiten einer Leberschädigung durch die Pille machen auch verständlich, warum bei bereits bestehender Lebererkrankung von der Einnahme oraler Antikonzeptiva abgeraten wird.

Auch wenn solche möglichen Auswirkungen erschrecken, ist doch festzuhalten, dass für gesunde Frauen, selbst bei langjähriger Pilleneinnahme, die Gefahr einer solchen Erkrankung verschwindend gering ist.

Leber und Schwangerschaft

Gelegentlich tritt die Frage auf, ob eine normale Schwangerschaft bei bestehender Lebererkrankung für das Organ schädlich ist oder ob durch die Leberschädigung eine Beeinträchtigung des Kindes eintreten kann. Aus allen bisher hierzu durchgeführten Untersuchungen ergibt sich weder für das eine noch für das andere ein konkreter Hinweis. Somit ist ein Schwangerschaftsabbruch auch nicht entsprechend zu begründen.

Bei Müttern, die eine chronische Hepatitis-B-Infektion haben oder diesen Virus in sich tragen, ohne auch leberkrank zu sein, kann das Kind sich während der Geburt am mütterlichen Blut infizieren. Hier wird man natürlich das Kind unmittelbar nach der Geburt aktiv und passiv impfen, worauf schon bei der Besprechung der Impfprophylaxe eingegangen wurde.

Lebertumoren – gutartig und bösartig

Unter Tumoren der Leber verstehen wir gutartige oder bösartige Neubildungen von Gewebsstrukturen der Leber – so genannte *primäre Lebertumoren* – oder die Absiedlung von außerhalb der Leber entstandenen Neubildungen – so genannte *sekundäre Lebertumoren*.

Unter den Lebertumoren kennen wir gutartige und bösartige Geschwülste. Die gutartigen Lebertumoren werden aus feingeweblicher Sicht als *Adenome* oder *fokal-noduläre Hyperplasie (FNH)* bezeichnet. Sie stehen mit der Einnahme von Östrogenen in engem Zusammenhang, worauf oben schon eingegangen wurde.

Bösartige Lebertumoren gehen meist von den Leberzellen selbst aus oder von den Gallengängen. Besonders häufig ist das primäre *Leberzellkarzinom (= hepatozelluläres Karzinom)*. Gefunden wird es überwiegend bei chronischen Viruserkrankungen der Leber, meist im Stadium der Leberzirrhose und vorwiegend bei Hepatitis-B- und Hepatitis-C-Infektionen. Diese Viren werden daher auch als prinzipiell Krebs erregend eingestuft. Man nimmt an, dass Eiweißsequenzen der Erbsubstanz dieser Viren in das Kerneiweiß der Leberzellen eingeschleust werden und bei einer Teilung dieser Leberzellen ein unkontrolliertes Wachstum entstehen kann.

Primäre Leberzellkarzinome können auch durch ein Schimmelpilzgift entstehen, infolge Aflatoxin, das beim Genuss von verschimmelten Erdnüssen aufgenommen wird. In den Industriestaaten spielt dieser Tumor keine Rolle.

Erkannt wird das primäre Leberzellkarzinom mittels bildgebender Verfahren, wie Ultraschall, Computertomographie und Kernspintomographie. Auch ein Bluttest, der Nachweis von Alpha-1-Fetoprotein, ist eine geeignete Diagnostik. Je nach Untersuchungsbefund stellt sich die Therapie heraus. Günstig ist die Möglichkeit einer Lebertransplantation bei früh erkannten Tumoren bis ca. 3 cm Durchmesser, auch Teilresektionen (operative Entfernung) der befallenen Leberanteile sind zu erwägen; konservative medikamentöse Maßnahmen bieten die Chance einer Tumoreingrenzung und einer Lebensverlängerung. Auch lokal wirksame Maßnahmen kommen in Frage (Alkoholverödung, Laserverödung etc.). Hier muss je nach Befund ein kundiger Arzt befragt werden.

Allgemeine Behandlungsmaßnahmen

Bei der Besprechung der einzelnen Krankheitsbilder wurde schon einiges über die Behandlung gesagt, soweit es die spezielle Erkrankung betrifft. Hier nun sollen einige grundsätzliche Anmerkungen gemacht werden.

Bettruhe hatte früher einen hohen Stellenwert in der Behandlung von Lebererkrankungen. Wir wissen heute, dass keine der eigentlichen Lebererkrankungen sich durch Bettruhe heilen lässt. Bettruhe, soweit sie nicht aufgrund mangelnden Wohlbefindens vom Patienten selber eingehalten wird, hat eher einen allgemeinen Trainingsverlust zur Folge. Somit spricht aus ärztlicher Sicht nichts dagegen, dass sich der Leberkranke gemäß seiner körperlichen Leistungsfähigkeit belastet. Es wird daher auch nur noch in Einzelfällen durch den Arzt Bettruhe verordnet werden, unter Umständen etwa bei Patienten mit Neigung zu Bauchwassersucht in der ersten Zeit der Behandlung.

Diät

Bis vor noch nicht allzu langer Zeit war auch *Diät* grundsätzlich ein wesentlicher Faktor in der Behandlung von Lebererkrankungen. Sie wurde mittels gedruckter Diätvorschriften streng gehandhabt und ließ dem Patienten oft nur einen geringen Spielraum innerhalb des vorgeschriebenen Diätplans. Mit zunehmender wissenschaftlicher Erkenntnis hat sich aber gezeigt, dass dieses Diätverhalten – von den in den speziellen Fällen genannten Ausnahmen abgesehen – den Gesundheitsprozess nicht fördert. Es hat sich auch nicht bestätigt, dass durch bestimmte Nahrungsbestandteile die Leber geschädigt werden kann. So entbehrt die allgemeine Auffassung, Fett sei für die erkrankte Leber nicht zuträglich, jeder Grundlage. Die Frage eines Lebererkrankten nach entsprechenden Diätratschlägen wird daher heute so beantwortet werden, dass er entsprechend seinen persönlichen Verträglichkeiten seine Essgewohnheiten beibehalten kann.

Eiweiß

Jeder Organismus braucht zur Aufrechterhaltung seiner Eiweißbilanz eine tägliche Eiweißzufuhr von 1g/kg Körpergewicht. Diese Menge sollte durch hochwertiges Eiweiß gedeckt werden. So ist z. B. Milcheiweiß als hochwertig und für den Körper als gut aufschlüsselbar anzusehen. Es ist also nicht notwendig, dass der Kranke seinen Eiweißbedarf nur durch den Genuss von Fleisch deckt, sondern es reicht völlig aus, wenn er täglich eine bestimmte Menge Milcheiweiß, z. B. in Form von Quark zu sich nimmt. Es sollte daher – wie bei allen derartigen Empfehlungen – nicht dazu führen, dass die Quarkmahlzeit zu einer Zwangsbehandlung wird und sich der Kranke zu einem »Quarkneurotiker« entwickelt. Er sollte lediglich Quark als günstige Eiweißquelle ansehen. Dies ist auch eher ein allgemeiner Vorschlag, der nicht nur auf Leberkranke gemünzt ist.

Blähende Nahrung

In manchen Verbotslisten sind Nahrungsmittel enthalten, die zur vermehrten Darmblähung führen können. Es gibt sicher eine große Zahl von Patienten mit Lebererkrankungen, bei denen diese Speisen Beschwerden auslösen. Amerikanische Wissenschaftler haben aber herausgefunden, dass auch bei Erkrankungen anderer Art eine gleiche Anzahl von Patienten zu finden ist, denen diese Speisen nicht bekömmlich sind. Wer sich genau kennt, weiß, ob ihm die eine oder andere Art der Nahrungsmittelzusammensetzung Beschwerden macht oder nicht. Er sollte demnach das auswählen, was er persönlich verträgt. Schädigende Wirkung auf die Leber ist jedenfalls nicht zu erwarten, wenn er als »unzuträglich« angesehene Nahrungsmittel zu sich nimmt.

Auf einige Besonderheiten sei aber trotzdem – auch an dieser Stelle – noch einmal hingewiesen. Zu Beginn einer Hepatitis bestehen bei dem Patienten oft Übelkeit und Brechreiz, wie zuvor erwähnt. Er meidet in dieser Phase jegliche Nahrungsaufnahme. Diesem Bedürfnis sollte nachgegeben werden, allerdings ist auf eine ausreichende Flüssigkeitszufuhr zu achten, die am besten in Form von leicht gesüßtem Tee und Mineralwasser erfolgen sollte. Kehrt der Appetit wieder, so steht einer erneuten Nahrungsaufnahme nach Wunsch nichts im Wege. Bei gewissen Formen der Leberzirrhose, bei denen sich Umgehungskreisläufe entwickelt haben, besteht eine vermehrte Empfindlichkeit gegen Eiweiß, worauf ebenfalls bereits hingewiesen wurde. Es wurde an der Stelle auch gesagt, dass in solchen Fällen Vorsicht bei der Aufnahme von Eiweiß geboten ist. Hier bedarf es einer engen Zusammenarbeit mit dem Arzt, der die entsprechende Eiweißverträglichkeit des Erkrankten prüfen wird und auch beratend bei der Kostenzusammenstellung mitwirkt. Einige Vorschläge sind im Anhang dieses Buches zu finden.

Kochsalzarme Diät

Den Patienten, bei denen sich eine *Bauchwassersucht* entwickelt hat, wird der Arzt zur Unterstützung der wasserausschwemmenden Medikamente eine kochsalzarme Kost verordnen. Hierbei reicht es aus, dass die Patienten vermeiden, ihre Speisen zusätzlich zu deren Eigengehalt an Kochsalz nachzusalzen. Darüber hinaus sollten sie auf stark gesalzene fertige Nahrungsmittel verzichten. Manchen können diese Vorschriften die Lust am Essen nehmen, da es ihnen zu fad erscheint. Dann können sie auf andere Gewürze ausweichen oder von Fall zu Fall zusammen mit dem Arzt prüfen, ob gewisse Diätsalze zuträglich sind. Im Wesentlichen kommt es darauf an, das Natrium in der Kost zu vermeiden, da es Wasser im Körper bindet. Weiteres zu speziellen Kostformen bei Lebererkrankungen sowie Speisepläne für die eiweiß- oder kochsalzreduzierte Kost finden Sie ab Seite 159.

Physikalische Behandlung

Unter der *physikalischen Behandlung* von Lebererkrankungen verstehen wir Bäder, Massagen und Wickel. Der Sinn dieser Maßnahmen besteht nicht darin, einen direkten therapeutischen Effekt auf die Leber zu erzielen, sondern dazu beizutragen, den Allgemeinzustand der Patienten zu bessern. Der Gedanke, dass sich z. B. durch feuchte warme Leberwickel die Leberdurchblutung verbessern ließe, hat sich bei entsprechend wissenschaftlich ausgerichteten Untersuchungen nicht bestätigt. Es gibt aber einige Patienten, bei denen unbestimmte Oberbauchbeschwerden durch Maßnahmen dieser Art gelindert werden. Daher gilt für diese Behandlung, dass sie zwar durchgeführt werden kann, jedoch nicht muss. Ist ein Patient beschwerdefrei und hat er eventuell sogar eine Abneigung gegen die Durchführung solcher Maßnahmen, so darf er sie ruhig unterlassen.

Beachte

Es gibt eine große Zahl von Kurorten, die auf die Behandlung von Leber- und Gallenleiden spezialisiert sind. Die Kuren können entweder in von Leberspezialisten geleiteten Sanatorien durchgeführt werden oder auch als so genannte freie Kuren, wobei der Patient in einer normalen Pension wohnt und zu entsprechenden Kontrollen in die Arztpraxis geht. Sinn dieser Kurbehandlung ist es, entweder nach einem längeren Krankenhausaufenthalt wegen seiner klinisch zu behandelnden Lebererkrankung noch eine fachgerechte Nachbehandlung zu bekommen oder in einer erholsamen Umgebung die Körperkräfte wieder zu stärken. Dies besagt gleichzeitig, dass eine Kurortbehandlung für Patienten mit erheblich aktiver Lebererkrankung als erste Maßnahme nicht geeignet ist. Diese Patienten gehören zuerst in ein Krankenhaus und dann in einen Kurort.

Die vielfach verordneten Trinkkuren während des Kuraufenthaltes sollen dazu beitragen, einen eventuell veränderten Mineralhaushalt des Kranken auszugleichen. Inwieweit dies sinnvoll ist, soll hier nicht entschieden werden. Gewisse Brunnen haben eine etwas abführende Wirkung, sodass eine bessere Verdauung zum Wohlbefinden des Patienten beiträgt.

Spezielle Behandlungsmaßnahmen

Die Therapiestrategien sind bei den einzelnen Krankheitsbildern allgemein besprochen worden und ihre spezielle Gestaltung würde den Rahmen eines Patientenratgebers sprengen. Dennoch soll auf einige der speziellen Behandlungsmaßnahmen im Folgenden eingegangen werden.

Medikamentöse Therapie

Jedem Leberkranken ist bekannt, dass das Spektrum von Medikamenten, die als Lebertherapeutika gedacht sind, groß ist. Ein Teil dieser Medikamente basiert auf Vitaminkombinationen unterschiedlicher Zusammensetzung oder enthält einige chemische Substanzen, die in den gestörten Stoffwechsel der Leberzelle positiv eingreifen sollen. Der effektive Nutzen dieser Medikamente ist nicht eindeutig belegt. Man wird sich daher bei der Behandlung von Lebererkrankungen nicht allein auf diese Medikamente verlassen, sondern eher auf solche mit hohem spezifischem Wirkungsgrad, die dann je nach Art der Erkrankung gezielt eingesetzt werden.

Bei akuter Virushepatitis haben die speziellen Behandlungsmaßnahmen 3 Ziele:

- Linderung der akuten Krankheitssymptome
- Verhinderung fulminanter, lebensbedrohlicher Verläufe
- Verhinderung chronischer Verläufe

Dazu werden folgende Einzelmaßnahmen geplant und durchgeführt:

- Die Linderung der akuten Symptomatik mit Nahrungsunverträglichkeit, Erbrechen und Geschmacksempfindlichkeiten lässt sich durch Infusionen und Wunschdiät überbrücken.
- Die Verhinderung fulminanter Verläufe basiert in der Behandlungsplanung auf der nicht von der Hand zu weisenden Vermutung, dass die durch die erkrankte Leber unzureichend abgefangenen Bakteriengifte – zu gesunden Zeiten unproblematisch – nun zusätzlich die Leber schädigen. Deshalb gilt die Empfehlung, dass bei Transaminasen höher als 1800 U/l der Darm von Bakterien rein gespült werden sollte und mittels Laktuloseeinläufen das weitere Wachstum von Bakterien verhindert wird. Dies ist der Hintergrund für die möglicherweise lästigen, aber hilf-

reichen Laktulose-Heb-Senk-Einläufe, mit denen Betroffene bei akuter Hepatitis unter Umständen Bekanntschaft machen müssen.

- Wichtig zur Verhinderung chronischer Verläufe ist das Vermeiden von Kortisongaben. Es gibt vielfache Erfahrungen, dass mittels Kortison in der Phase der akuten Hepatitis diese zwar gut zu behandeln war, damit aber eine chronische Infektion vorprogrammiert wurde, die hätte vermieden werden können. In dieser Phase wird heute insbesondere bei Hepatitis C eine frühzeitige Interferon-Therapie diskutiert; klinische Ansätze haben hierzu gute Ergebnisse gezeigt. Die generelle Empfehlung wird sich aber erst in Zukunft herausstellen.

Sollten die Maßnahmen in der Phase der akuten Hepatitis nicht erfolgreich sein und es droht durch die Infektion ein lebensgefährlicher Leberausfall, ist heute eine *Lebertransplantation* absolut indiziert und medizinisch zur Lebenserhaltung notwendig. In solchen Fällen wird der Arzt Kontakt mit einem Zentrum aufnehmen, das Erfahrung mit dieser Behandlungsmöglichkeit hat. Ansprechpartner werden regionale Nachsorgezentren oder übergeordnete Operationszentren sein (siehe unten).

Spezielle Behandlungsmaßnahmen bei **chronischer Virushepatitis** beziehen sich zurzeit hauptsächlich auf die Planung und Durchführung einer Therapie mit *Interferon*. Interferon ist ein körpereigener Botenstoff, der bei der Virusabwehr eine führende Rolle spielt. Bei chronischen Virusinfektionen, wie bei Hepatitis, verspricht eine medikamentöse Zuführung – ähnlich wie Insulin bei Zuckerkranken – Heilungschancen. Deswegen ist heute die Interferon-Therapie bei geeigneten Patienten Behandlungsstandard, obwohl keine Erfolgschance vorausgesagt werden kann.

Zum Prinzip dieser Behandlungsform wurde in einem vorangegangenen Abschnitt bereits Stellung genommen. Wenn ein Arzt diese Therapie empfiehlt, sollte der Erkrankte sich hierzu entschließen, da ihm andernfalls in späterer Zeit der Organverlust droht. Sein behandelnder Arzt wird ihm sowohl die Erfolgschancen als auch die zu erwartenden Begleiteffekte und Nebenwirkungen erklären.

In der Behandlung chronischer Lebererkrankungen hat durch Untersuchungen die Gabe von *Ursodeoxycholsäure* einen Stellenwert bekommen. Sie kann bei Vorstufen der **primären biliären Cholangitis** den Krankheitsverlauf verlangsamen, aber offensichtlich auch bei infektiösen Erkrankungen gute Dienste leisten. Hierzu für den Betroffenen hilfreiche Informationen liegen in der Hand des jeweils behandelnden Arztes.

Es ist eine Reihe von **Leberschutzpräparaten** auf dem Markt erhältlich, von denen aber leider nur die wenigsten eine nachvollziehbare Wirkung haben und somit im Verordnungsbereich des behandelnden Arztes eine Rolle spielen. Die Vielzahl der in der Medienwelt immer wieder empfohlenen Präparate wird im Verordnungskatalog verantwortungsbewusster Ärzte nicht zu finden sein. Es liegt bei jedem Leberkranken selbst, ob er sich die unter Umständen recht hohe Geldausgabe für nicht rezeptierfähige Medikamente leisten will oder kann. Dennoch sind bei den Leberschutzpräparaten zwei Wirkstoffe zu nennen, denen eine gute Wirksamkeit bei akuten und chronischen Lebererkrankungen zukommt:

Silibinin ist eine hoch gereinigte Präparation aus der Wirkstoffgruppe der Mariendistel und als wirksames Gegengift für das Gift des Knollenblätterpilzes, das Amanitin, anerkannt und bewährt; es wird bei Knollenblätterpilzvergiftung mit Leberkoma erfolgreich eingesetzt.

Das *Silymarin* ist ebenfalls ein Wirkstoff der Mariendistel, es stabilisiert eventuell geschädigte Leberzellen und erhält sie. Es wird auch diskutiert, ob diese Substanz eine bremsende Funktion auf die Bindegewebsaktivität der Leber hat. Nützlich ist die medikamentöse Gabe bei gleichzeitig notwendiger Gabe von Medikamenten mit leberschädigenden Nebenwirkungen, wie bereits genannt bei den durch Arzneimittel hervorgerufenen Leberschäden. Beide Substanzen aus einer Pflanze haben ihren Ursprung in der Naturheilkunde, denn die Mariendistel ist traditionell in ihren Aufbereitungen (Extrakte, Tees) als leberschützend bekannt. Der forschenden Pharmaindustrie gelang es, die Wirkstoffe ausfindig zu machen, Extraktionsverfahren für die Substanzen und auch optimale Pflanzenkulturverfahren zu entwickeln.

Präparate aus Mariendistel sind wegen ihrer Wirkungen Bestandteil der Verordnungen bei **akuten und chronischen Lebererkrankungen.**

Es wurde bei der Besprechung der Folgen der **Leberzirrhose** erwähnt, dass die erkrankte Leber im Darm gebildetes Ammoniak nicht ausreichend abbauen kann, sodass dieses im Blut angereichert wird und das Gehirn schädigt. Verantwortlich für den Abbau von Ammoniak ist der so genannte *Harnstoffzyklus der Leberzellen*. Es war Behandlungsidee, dass eine chemische Anregung der restlichen Leberzellen, den Harnstoffzyklus zu steigern, einen vermehrten Abbau von Ammoniak zur Folge haben müsste. Die Umsetzung dieser Idee gelang durch medikamentöse Gabe von **Ornithin-Aspartat**, einem natürlichen Zwischenprodukt des Harnstoffzyklus. Hierzu liegen experimentelle wie auch klinische Untersuchungsergebnisse vor. Im Falle einer ausgebildeten Enzephalopathie oder zur Verhütung der Enzephalopathie kann Ornithin-Aspartat in Form von Injektionen (im Krankenhaus) oder als Granulat gegeben werden. In der Verhütung geringer Grade der Enzephalopathie hat die Substanz gleichen Rang wie Laktulosesirup.

Operationen an der Leber

Die Leber ist für operative Eingriffe durchaus zugänglich, obwohl dies häufig nicht geglaubt wird. Es lassen sich Teile der Leber wegen z.B. Neubildungen unbeschadet von erfahrener Hand entfernen. Entfernte Leberteile bilden sich in überschaubarer Zeit nach, sodass nach abgeschlossener Regeneration eine normale Organgröße und Organfunktion gewährleistet ist. Vorteil ist hier, dass die Leber das einzige Organ unseres Organismus ist, das ein Regenerationsvermögen hat, um sich wieder zur normalen Größe neu zu bilden.

Die **Lebertransplantation** ist heutzutage Versorgungsmedizin bei allen Lebererkrankungen, bei denen die Erkrankung die Organfunktion derart eingeschränkt hat, dass für die oder den Betroffenen das Weiterleben absehbar in Monatsfrist beendet, Weiterleben in sozialer Rehabilitation aber durch diesen Eingriff möglich ist. Die moderne Medizin hat es ermöglicht, dass Spenderorgane medikamentös beim Empfänger als »nicht fremd« erkannt werden und der Betreffende somit nach der Transplantation als organgesund weiterleben kann. Wenn ein für eine Lebertransplantation geeigneter Organempfänger sich für diese medizinisch hochtechnische Maßnahme zur Lebenserhaltung nach Gesprächen mit darin erfahrenen ärztlichen Beratern entschließt, wird er wissen, dass sein Lebensgewinn beinhaltet, ein festes Medikamentenregime zu befolgen, sich ärztlichen Kontrollen in nach der Operation sich immer weiter verlängernden Intervallen zu unterziehen. Er wird aber auch lernen, dass er gesund geworden ist. Dies ist die Idealsituation. Lebenserhalt durch Organersatz wird aber auch notwendig bei z.B. weiter bestehender Infektionserkrankung, wie Hepatitisviruserkrankungen unterschiedlicher Art. Hier kann ein ursprünglich gesundes Transplantat durch die Erkrankung des Empfängers erkranken. Diese Möglichkeit wird Gegenstand des Aufklärungsgespräches sein. Hier werden Risiken erkennbar, die gegen eine absehbare Lebensbeendigung abzuwägen sind. Hier mündet die Betroffenenberatung in den Rat eines Arztes, der Erfahrung in der medizinischen Betreuung und Nachsorge von Patienten hat, bei denen eine Lebertransplantation nötig war. Beratung durch den Hausarzt wird es notwendig machen, diese Stelle im Umkreis zu finden. Meistens hilfreich ist das Transplantationszentrum.

Unter dem Strich: Wer leberersatzbedürftig wird und die Kriterien für die Maßnahme erfüllt, profitiert durch normales Weiterleben nach Transplantation als dann lebergesunder Mensch. Hier sollten aber keine Chancen zum Leben durch Bedenken und auch durch ärztliche Bedenkenträger ausgeschlagen werden.

Tipp Betroffene, denen wegen ihrer lebensbegrenzenden Lebererkrankung eine Transplantation angeraten wird, sollten darauf dringen, an ein Zentrum verwiesen zu werden, das über Operationsroutine verfügt und überschaubare Wartezeiten von Monatsfristen hat. Die Chancen eines derart erkrankten Patienten zur Lebenserhaltung sinken beträchtlich, wenn er sich einem Zentrum mit einer langen Wartefrist bei nur wenigen Operationen pro Jahr anvertraut.

Gewisse lebenslange Maßnahmen sind nach einer Lebertransplantation allerdings erforderlich. Zunächst einmal muss der Betroffene Medikamente einnehmen, die sein Immunsystem so beeinflussen, dass es das neue Organ nicht attackiert und abstößt. Hierzu bekommt der Betroffene durch sein Lebertransplantationszentrum und durch das nachsorgende Zentrum gute Informationen. Diese Dauermedikation wird im Allgemeinen nicht als Last empfunden. Natürlich sind regelmäßige Arztbesuche, anfangs kurzfristig, später langfristig, notwendig, um die Transplantatfunktion zu überwachen und mögliche Abstoßreaktionen zu erkennen. Hier bedarf es eines geregelten Rhythmus zur Vorstellung im nachbetreuenden Zentrum.

Zur Problematik der Lebertransplantation gibt es zahlreiche Literatur, auf die hier für die Bedarfsfälle aufmerksam gemacht werden soll. Entsprechende Nennungen wird das jeweilige Transplantationszentrum geben.

Gallenwege

Wie sind die Gallenwege aufgebaut und wie funktionieren sie?

Bei der Schilderung von Bau und Funktion der Leber wurde bereits das Gallengangsystem angesprochen, da es im Grunde ein integrierter Organbestandteil ist. Im Folgenden sollen einige Einzelheiten näher erläutert werden.

Zum *Gallenwegsystem* gehören die kleinsten und kleinen *Gallengänge (Canaliculi),* die die gallengängigen Stoffe von den Leberzellen bis in den Hauptstamm der die Leber verlassenden Gallengänge, den so genannten *Ductus hepaticus,* leiten. Über den *Gallenblasengang (Ductus cysticus)* fließt die Galle in die Gallenblase und bei Bedarf auch wieder in den Hauptgallengang zurück, der von dieser Aufzweigung bzw. Einmündung ab bis zur Mündung an der so genannten *Vater'schen Papille* im oberen *Zwölffingerdarm Ductus choledochus* genannt wird.

Im Vergleich zu den komplizierten Aufgaben, welche die Leberzellen zu leisten hatten, erscheinen die der Gallenwege einfach. Sie haben aber dennoch eine sehr wichtige Funktion für den Organismus. Die regelrechte Funktion der Gallenwege und die der Leber ergänzen sich. Störungen der einen können auch Störungen der anderen nach sich ziehen.

So besteht die eine Aufgabe darin, gallengängige, in der Leber gebildete Stoffe in den Darm abzuleiten und damit aus dem Körper zu eliminieren. Ein Teil dieser Stoffe, die *Gallensäuren,* hat zudem die Aufgabe, die Fettaufnahme zu ermöglichen. Da es sich bei diesen Gallensäuren um chemisch hochkomplizierte Substanzen handelt, geht der Organismus mit diesen Stoffen sparsam um. Sie werden im Darm teilweise wieder resorbiert und nehmen damit an einem Kreislauf zwischen Leber und Darm teil. Von den in der Gallenflüssigkeit enthaltenen Farbstoffen, die von der Leber aus dem roten Blutfarbstoff gebildet werden, gelangt ein großer Teil in den Stuhl, wodurch die dunkle Stuhlfarbe zu erklären ist.

Der Gallensaft wird in der Leber im Wesentlichen in einem gleichmäßigen Fluss produziert. Benötigt wird aber zur Zeit der Nahrungsaufnahme eine größere Menge, um bei der Verdauung zur Verfügung zu stehen. Es

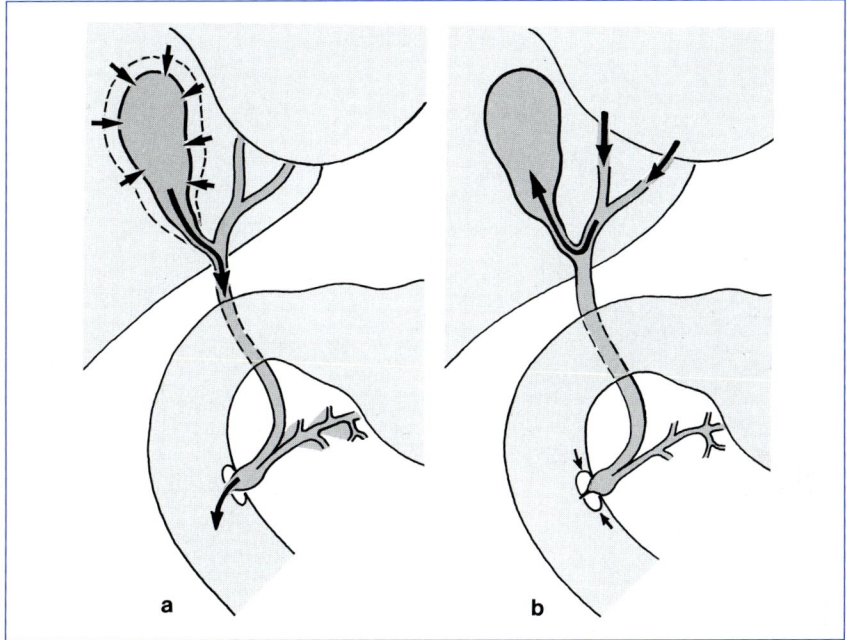

Abb. 4: Entleerungs- und Auffüllungsphase der Gallenblase.
a Die Wand der gefüllten Gallenblase zieht sich von allen Seiten her zusammen, der Inhalt wird durch den offen stehenden Ringmuskel in den Darm hinein entleert.
b Der Ringmuskel hat sich verengt und damit den Ausführungsgang verschlossen; die von der Leber herabfließende Gallenflüssigkeit füllt langsam die Gallenblase wieder auf.

wird daher ein größerer Anteil der Gallenflüssigkeit in der Gallenblase zurückgehalten, konzentriert und erst dann abgegeben, wenn Nahrung in den Darm tritt. Reguliert wird eine zeitgerechte Entleerung von Galle in den Darm mit Hilfe von nervösen Regulationssystemen und von Hormonen. Dies bedeutet, dass das Gallenwegsystem kein einfaches Drainagesystem ist, sondern als Organ angesehen werden kann.

Entscheidend für seine Funktion sind Muskelschichten in der Gallenblasenwand und entlang der Wände der Gallengänge sowie ein Ringmuskel an der Einmündungsstelle des großen Gallenganges in den Darm. So kann sich z. B. die Gallenblase bei einem entsprechenden Reiz (durch die Nahrung ausgelöst) kontrahieren (zusammenziehen) und ihren Inhalt in den Darm entleeren. Notwendig ist aber auch, dass sich bei einer Kon-

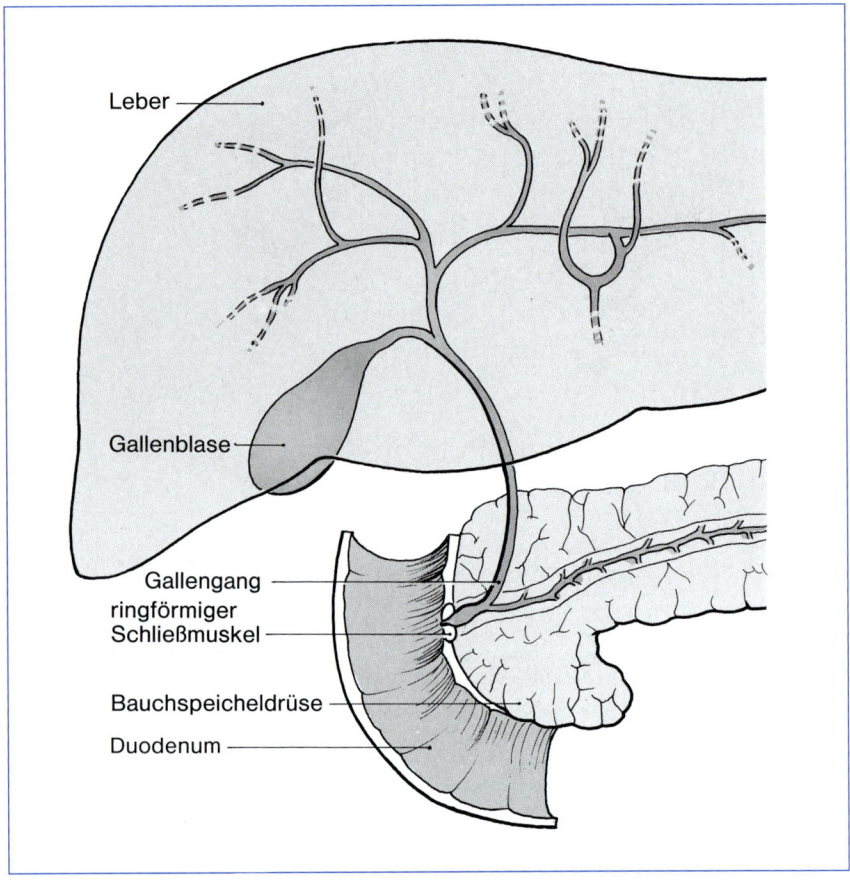

Leber

Gallenblase

Gallengang
ringförmiger
Schließmuskel

Bauchspeicheldrüse

Duodenum

Abb. 5 a: Schematische Darstellung des Gallengangsystems mit Leber, Bauchspeicheldrüse und Zwölffingerdarm, in den hinein die Gallenflüssigkeit abgeleitet wird.

traktion der Gallenblase der Schließmuskel an der Einmündung zum Darm erweitert, um den Durchgang freizugeben. *Gallenblasenmuskulatur* und *Schließmuskel (Oddi-Sphinkter)* stehen also in einem stetigen Wechselspiel (Abb. 4). Ist dieses Wechselspiel nun dadurch gestört, dass im Gallengang ein Hindernis liegt, etwa ein Stein, so kontrahieren sich zwar die Gallenwege, die in ihnen enthaltene Gallenflüssigkeit kann aber nicht ordnungsgemäß abfließen. Es kommt zu einem Druckanstieg im *Gallengangsystem* (Abb. 5 a), der zu einer Kolik führen kann. Die Schmerzen beginnen meist wellenförmig in der Gallenblasengegend und strahlen in

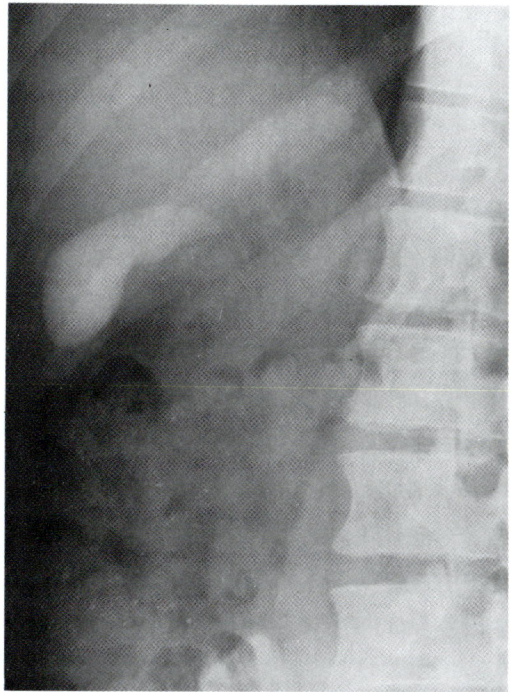

Abb. 5 b: Radiologische Darstellung der Gallenwege. Darstellung eines normalen Gallengangsystems nach intravenöser Verabreichung von Röntgenkontrastmittel

den Rücken und in das rechte Schulterblatt aus. Da neben Steinen in den Gallenwegen auch andere Hindernisse zu solchen Attacken führen, kann aus der Kolik allein noch nicht auf die Ursache geschlossen werden. Es sind dazu spezielle Untersuchungsmethoden notwendig, auf die im folgenden Abschnitt eingegangen werden soll.

Untersuchungen der Gallenwege

Ultraschalluntersuchung

In der Diagnostik von Gallenwegerkrankungen ist die *Ultraschalluntersuchung* die führende Anfangsuntersuchung. Man sieht bei dieser Untersuchung, ob die Gallenwege normal oder gestaut sind. Man erkennt Gallensteine in der Gallenblase oder im Gallengang und man kann beurteilen, ob die Gallenblasenwand wie bei chronischer Gallenblasenent-

zündung verdickt ist oder geschichtet erscheint wie bei akuter Gallenblasenentzündung. Häufig klärt sich allein durch die Ultraschalluntersuchung die Krankheitssituation, ohne dass andere Untersuchungsverfah-
ren nötig werden. Diese anderen Untersuchungen werden im Folgenden
erklärt.

Röntgenuntersuchungen

Wie wir zu Beginn gesehen haben, gibt es Stoffe, die von der Leber nur
über die Galle ausgeschieden werden. Diese Tatsache kann man nutzen,
indem man einen solchen Stoff, der eine röntgendichte Eigenschaft hat,
in den Organismus einbringt, von welchem die Substanz, das so genannte *Röntgenkontrastmittel,* dann bald durch die Leberzellen in das Gallenwegsystem ausgeschieden wird. Wird zu diesem Zeitpunkt eine Röntgenaufnahme angefertigt, so stellen sich Gallenblase und Gallengänge auf
dem Film dar und anatomische Veränderungen werden sichtbar (Abb.
5 b). Am Ende einer solchen Untersuchung kann durch Gabe von Eigelb
oder Schokolade die Gallenblase zur Kontraktion gebracht werden. Am
Ausmaß der erfolgten Kontraktion lassen sich dann eventuelle Funkti-
onseinschränkungen ablesen.

Tipp Gelegentlich gibt es das Problem, dass sehr kleine Steine all-
seitig von Röntgenkontrastmitteln umflossen sind und dass sie nicht als
Aussparungen auf dem Film erscheinen. Hier muss man spezielle Röntgen-
aufnahmetechniken verwenden, die eine schichtweise Aufnahme des Gallengangsystems erlauben. Mit dieser Technik kann ein Stein der Ent-
deckung kaum noch entgehen.

Manchmal interessiert den Arzt nur, ob Veränderungen in der Gallenblase nachweisbar sind. Mit einer vereinfachten Untersuchungstechnik
kann dies erreicht werden: Wird das Röntgenkontrastmittel nicht wie bei
der oben besprochenen Untersuchung intravenös, sondern als Tablette
gegeben, so reichert sich das durch den Darm aufgenommene Kontrastmittel in der Gallenblase an. Dieser Vorgang dauert natürlich wesentlich
länger. Deshalb werden dem Kranken die Tabletten am Abend vor der Untersuchung zur Einnahme gegeben. Im Laufe der Nachtstunden wird das
Mittel in die Gallenblase ausgeschieden. Am nächsten Morgen kann dann
die Röntgenaufnahme erfolgen. Voraussetzung ist natürlich, dass der
Kranke in dieser Zeit keine die Gallenblase reizenden Mahlzeiten zu sich

nimmt, da sonst die Gallenblase entleert würde und damit auch das Kontrastmittel. Er muss also nüchtern zur Untersuchung kommen. Stellt sich die Gallenblase nämlich nicht dar, muss eine krankhafte Veränderung angenommen werden, die natürlich nicht vorliegt, wenn die Gallenblase infolge einer das Untersuchungsergebnis verfälschenden Mahlzeit entleert ist.

Während das erste Verfahren häufig unter Krankenhausbedingungen gewählt wird, ist das zweite Verfahren eine sehr gute Methode für die ärztliche Praxis. Vorbedingungen für diese Untersuchungen sind aber, dass die Gallenbildung intakt ist und keine Gelbsucht vorliegt, denn man macht sich eine normale Funktion der Leber bei dieser Untersuchung zunutze. Dies ist aber durchaus nicht immer der Fall. Wie bereits zu Beginn erwähnt, stehen Gallensaftbildung und normal funktionierendes Ableiten in das Gallenwegsystem in enger Verbindung zueinander. So reduziert die Leber z. B. ihre Galleausscheidung, wenn in den Gallengängen ein Überdruck besteht. Dem Kranken wird dieser Vorgang deutlich, wenn er nach einer Gallenkolik am nächsten Tag etwa eine Gelbfärbung seiner Augen bemerkt.

Unter diesen Bedingungen können wir daher nicht erwarten, dass das Kontrastmittel ordnungsgemäß ausgeschieden wird. Man kann in dieser Situation, solange noch keine allzu große Erhöhung des Bilirubins stattgefunden hat, das Röntgenkontrastmittel zwar auch über eine längere Zeit intravenös als Infusion geben. Dabei wird pro Zeiteinheit immer nur so viel Röntgenkontrastmittel angeboten, wie die Leber auch tatsächlich verarbeiten kann.

Hat die Gelbsucht dagegen ein stärkeres Ausmaß erreicht – Werte um 2 mg % gelten in etwa als kritische Grenze –, hat die intravenöse Kontrastmittelgabe keinen Sinn mehr. Unter diesen Bedingungen muss versucht werden, das Kontrastmittel direkt in die Gallenwege einzuspritzen. Hierzu kommen zwei Methoden infrage. Bei der einen bringt man das Kontrastmittel vom Darm aus ein, wobei mittels eines Endoskopes die Vater'sche Papille sichtbar gemacht wird und dann durch das Endoskop ein Schlauch in den Gallengang eingeführt wird (Abb. 6 a u. 6 b). Diese Methode heißt *endoskopische retrograde Cholangiographie (ERC)*. Sie mag manchem Patienten unangenehm erscheinen, wenn er sich vorstellt, dass er erst einen Schlauch schlucken muss, ehe die eigentliche Untersuchung beginnen kann. Es sei hier aber betont, dass er durch Medikamente in einen Dämmerschlaf versetzt wird, sodass die Belästigung erträglich und auch zumutbar wird.

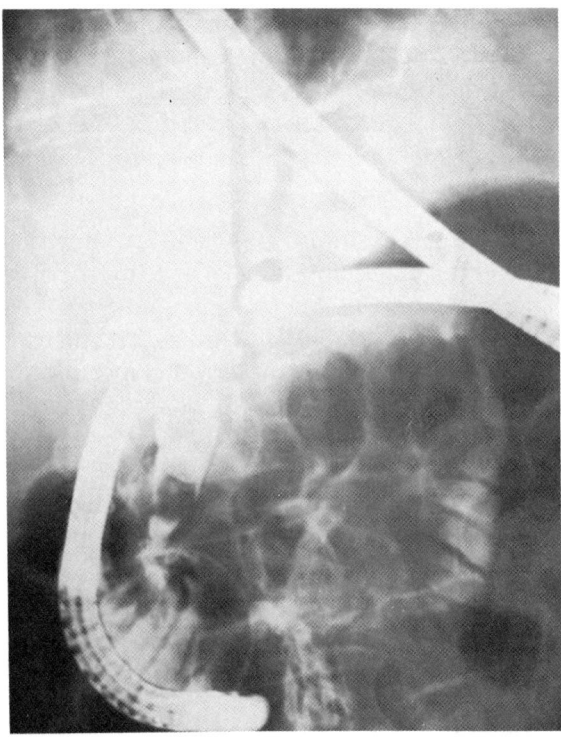

Abb. 6 a: Röntgenologische Darstellung der Gallenwege. Darstellung der Gallengänge durch Einspritzen von Röntgenkontrastmittel in die Mündung des Gallenganges im Darm (Papilla Vateri). Der Ductus choledochus ist verbreitert und aufgestaut, die Aussparung ist bedingt durch einen großen Gallenstein, der den regulären Gallenfluss behindert und zu einer Stauungsgelbsucht geführt hat.

Das Komplikationsrisiko dieser Untersuchung ist sehr gering und liegt deutlich unter 1 Prozent. Zum Beispiel kann es dazu kommen, dass das in die Gallengänge eingebrachte Röntgenkontrastmittel aufgrund einer irgendwie gearteten Gangverlegung nicht mehr abläuft. Da die Untersuchung nicht unter sterilen Bedingungen durchgeführt werden kann – man führt ja das Endoskop durch die mit Keimen besiedelte Mundhöhle und den Rachen ein –, ist auch das in die Gallenwege eingebrachte Kontrastmittel unter Umständen infiziert. Fließt es schnell wieder ab, ist eine solche Keimverschleppung unbedenklich. Bleibt es dagegen in den Gallengängen und vermischt sich mit Gallenflüssigkeit, so können sich die Keime leicht vermehren und zu einer Gallengangentzündung führen. Dann wird eine relativ rasche operative Hindernisbeseitigung notwendig.

So schlimm sich dies anhören mag, ist es dann doch nicht. Denn man muss sich immer vor Augen halten, dass in jedem Fall eine Operation notwendig wird. Aus diesem Grunde spielt es letztlich keine große Rolle,

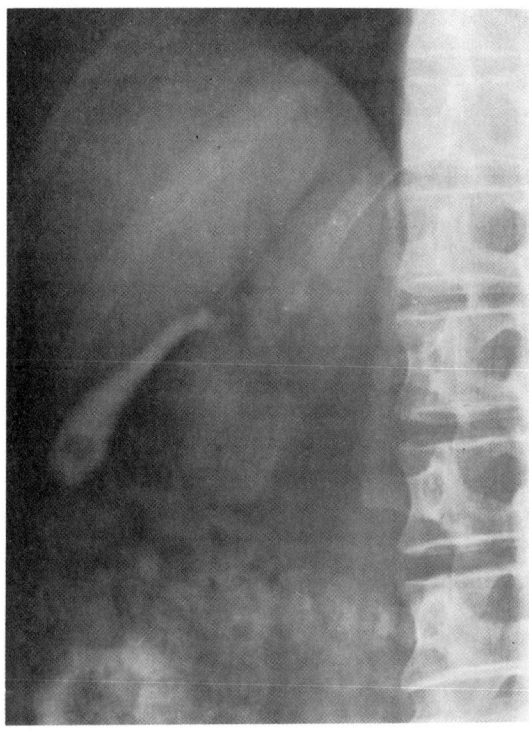

Abb. 6 b: Einzelner großer Gallenstein innerhalb des Gallenblasenschattens, dargestellt durch intravenöse Gabe von Röntgenkontrastmittel.

ob im raschen Anschluss an die Untersuchung operiert wird oder erst nach Tagen. Im Allgemeinen wird man aber dies schon vorher mit dem Patienten besprechen und auch schon Kontakt mit dem Chirurgen hergestellt haben.

So gut und so risikoarm sich mit dieser Methode Veränderungen an den Gallengängen feststellen lassen, so hat sie doch einen Nachteil: Die Untersuchung gelingt nämlich nicht in 100 Prozent der Fälle. In den restlichen kann aus verschiedenen Ursachen das Gallengangsystem nicht hinreichend dargestellt werden, um eine endgültige Diagnose zu erlauben. In diesen Fällen ist man gezwungen, einen anderen Weg zu suchen, um das Kontrastmittel in die Gallenwege einzubringen. Bei einer zweiten Methode mit diesem Ziel geht man nicht vom Darm aus in den Hauptgallengang ein, sondern es wird eine dünne Nadel von außen durch Haut und Lebergewebe bis zu einem Gallengang vorgeschoben, in den das Kontrastmittel zur Darstellung der Gallenwege eingespritzt wird. Diese füllen sich nach dem Prinzip der kommunizierenden Röhren. Wir sprechen von einer *perkutanen transhepatischen Cholangiographie (PTC)*, was ausdrückt, dass die Nadel durch die Haut und durch die Leber eingeführt wird. Es wurde hier bereits das Stichwort »Nadel« erwähnt. Durch Erfindungen japanischer Ärzte haben wir heute eine äußerst biegsame, knapp millimeterdicke Nadel zur Verfügung, mit der diese Untersuchung einfach, schnell und risikoarm durchgeführt werden kann. Der Patient liegt hierzu in Rückenlage auf dem Röntgentisch. Unter Durchleuchtung wird der Einstichort an der seitlichen Brustwand direkt über der Leber aufgesucht. Nach örtlicher Betäubung der Einstichstelle wird dann die Nadel unter Röntgensicht in die Leber vorgeschoben. Während dieses wenige Sekunden dauernden Vorganges hält der Patient den Atem an. Danach kann er ruhig weiteratmen. Er spürt von der Nadel in seiner Leber nichts. Durch Injektion kleinster Kontrastmittelmengen während des Vorschiebens der Nadel sieht der untersuchende Arzt auf dem Röntgenschirm sofort, wenn die Nadelspitze in einem Gallengang liegt. Bei erweiterten Gallengängen ist ein Erfolg mit dieser Untersuchung fast immer zu erzielen; sind die Gallengänge dagegen nicht erweitert, gelingt die Untersuchung naturgemäß nicht so sicher.

Tipp Erfahrungsgemäß ist die PTC für den Patienten wesentlich angenehmer als die ERC. Sie hat allerdings ein etwas höheres Komplikationsrisiko, da es sich um eine »blutige Methode« handelt. Wo beide Methoden zur Verfügung stehen, wird sie daher nur dann eingesetzt werden, wenn mittels ERC keine Diagnose möglich ist.

Man hört manchmal die Frage, warum denn überhaupt bei einem wahrscheinlich doch erst durch Operation zu kurierenden Leiden solche Untersuchungen durchgeführt werden. Der Chirurg hat ja nach dem Bauchschnitt die Verhältnisse klar vor Augen und kann, je nach dem sich ergebenden Befund, seine Operation einrichten. Dies scheint vordergründig plausibel. Man muss dabei aber bedenken, dass es für den Chirurgen wesentlich günstiger ist, wenn er bereits vor dem Eingriff weiß, was ihn erwartet. Ihm ist damit die Möglichkeit gegeben, den Eingriff im Detail zu planen und er braucht nicht zu fürchten, dass durch intraoperative neue Befunde ein als Routine gedachter Eingriff unvorhergesehen ausgeweitet werden muss. Diese dem Chirurgen zuvor gegebene Sicherheit ist ohne Frage auch für den Patienten von Vorteil.

Für diagnostische Fragestellungen wird auch auf die *Computertomographie* zurückgegriffen werden können.

Im Rahmen der Diagnostik von Gallenwegen gewinnt auch die Kernspintomographie zunehmende Bedeutung, da so das Gallengangsystem und dessen eventuelle krankhafte Veränderungen erkannt werden können. Durch geeignete Einstellungen und Aufnahmetechniken werden Strömungen gemessen und bildlich aufgezeichnet. Sehr spezielle Rechnerprogramme erlauben auch eine dreidimensionale Darstellung des Gallengangsystems. Diese moderne Entwicklung wird wahrscheinlich in Zukunft eingreifende Maßnahmen ablösen.

Zur Klärung der Frage, ob eine Galleabflussstörung möglicherweise bereits auf der Ebene der Leberzellen zu suchen ist, bietet die Nuklearmedizin eine sehr schonende Untersuchungsmethode an, die *hepatobiliäre Funktionsszintigraphie*. Dabei wird als Kontrastmittel eine Substanz gewählt, die früher zur Leberzellfunktionsprüfung genommen wurde, das *Bromthalein*. Wird dies nuklearmedizinisch markiert und dann intravenös in den Körper eingebracht, kann man es mit einer Gammakamera – wie auch zur Schilddrüsendiagnostik benutzt – durch den Körper verfolgen. Diese Methode bietet sich auch an bei Betroffenen mit Überempfindlichkeit gegen jodhaltige Röntgenkontrastmittel.

Welche Methode letztendlich eingesetzt wird, ist durch die individuelle Situation bestimmt und das Fachgespräch zwischen behandelndem Arzt und Radiologen. Die Weichenstellung ist meistens das Ergebnis der Ultraschalluntersuchung zu Beginn der Diagnostik.

Untersuchung der Gallenflüssigkeit
Bei gewissen Fragestellungen wird es notwendig, die Gallenflüssigkeit direkt zu untersuchen. Hierzu wird eine Sonde in den Zwölffingerdarm eingelegt und das aus dem Gallengang austretende Sekret abgesaugt. Man weiß allerdings nicht immer, ob dabei auch Sekret der Bauchspeicheldrüse, die ebenfalls in der Vater'schen Papille mündet, und der Darmschleimhaut mit abgesaugt wird, das die Untersuchungsergebnisse verfälschen kann. Dieses Verfahren ist daher nur bei ganz besonderen Fragestellungen gedacht, etwa zum Nachweis von bestimmten Erregern (*Lamblien*), die als Ursache von Entzündungen der Gallenwege infrage kommen können. Diese Untersuchung ist zwar auch etabliert, aber so selten in der Anwendung, dass man sie fast als verlassen ansehen kann.

Blutuntersuchungen

Die auch bei Gallenkranken durchgeführten Laboruntersuchungen wurden bereits bei der Abhandlung der Lebertests besprochen. Es soll aber im direkten Zusammenhang mit den Gallenwegerkrankungen noch einmal kurz darauf eingegangen werden: Auf den Seiten 27/28 wurden Tests angeführt, welche die Exkretionsleistung der Leber prüfen sowie die Bestimmung des Bilirubins im Serum, die Höhe der alkalischen Phosphatase und die Höhe des Kupferspiegels im Blut. Weiterhin wichtig ist die Bestimmung der Gamma-GT. In allen Fällen, in denen die Galleausscheidung nicht ordnungsgemäß funktioniert, werden die genannten Tests fast immer krankhaft ausfallen. Damit kann der Arzt zwar feststellen, dass eine Ausscheidungsstörung im Bereich des galleableitenden Systems vorliegt. Ihm ist es aber nicht möglich zu entscheiden, welche genaue Ursache vorliegt. Die Untersuchungen sind daher als eingrenzend einzustufen, nicht aber als abgrenzend.

Bauchspiegelung (Laparoskopie)

Bevor Untersuchungstechniken wie Ultraschall, ERC und PTC in die medizinische Diagnostik eingeführt wurden, hatte die *Laparoskopie* einen hohen Stellenwert bei der Erkennung von Erkrankungen der Gallengänge. Freilich erbrachte sie immer nur indirekte Anzeichen. Es ließ sich aber unterscheiden, ob z. B. ein hoch oder tief sitzender Gallengangverschluss vorlag. Kriterium hier war der jeweilige Füllungszustand der Gallenblase. Ist diese prall mit Galle gefüllt, so liegt das Hindernis sicher unterhalb der Einmündung des Gallenblasenganges in den Hauptgallengang. Dagegen ist bei einer schlaffen, leeren Gallenblase das Hindernis weiter oben zu vermuten. Kürzlich wurde in Deutschland eine Umfrage unter gastroenterologischen Zentren durchgeführt mit dem Ziel, herauszufinden, wie derzeit der diagnostische Wert der Laparoskopie bei Gallenwegerkrankungen eingeordnet wird. Es zeigte sich, dass in den meisten Zentren die Laparoskopie in diesem Zusammenhang zur Methode der letzten Wahl geworden ist und im Wesentlichen dann zum Einsatz kommt, wenn die Gallestauung nicht bedingt ist durch Störungen innerhalb der großen Gallenwege.

Bei kritischer Würdigung wird man erkennen, dass die Laparoskopie in der Diagnostik von Gallenwegerkrankungen ihren Stellenwert verloren hat.

Erkrankungen der Gallenwege

Erkrankungen der Gallenwege sind relativ häufig. Wir verstehen darunter nicht nur das Auftreten von Gallensteinen, sondern auch von entzündlichen Veränderungen, die entweder als Folge eines Steinleidens oder als Folge einer bakteriellen Besiedelung des Gallengangsystems auftreten. Prinzipiell sind alle diese Erkrankungen durch verschiedene Behandlungsarten gut zu beeinflussen. Werden sie aber nicht genügend oder gar nicht behandelt, so kann auch die Leber in Mitleidenschaft gezogen werden. Im Extremfall bildet sich eine Leberzirrhose aus (sekundäre biliäre Zirrhose).

Manche Gallenkranke bemerken von ihrem Leiden nur wenig, andere dagegen werden durch schmerzhafte Koliken an ihre Krankheit erinnert. Beschwerdefreie Intervalle verleiten die Patienten dazu, ihr Leiden zu verharmlosen. Sie vergessen darüber, dass eine chronisch bestehende Erkrankung der Gallenwege zu einer Vielzahl von Komplikationen führen kann, deren Behandlung sich bei Verzögerung wesentlich schwieriger gestaltet, als es zu Beginn der Fall gewesen wäre. An diese Kranken sei daher appelliert, sich frühzeitig in ärztliche Behandlung zu begeben und dann auch den Rat des Arztes zu befolgen, etwa zu einer Operation, selbst wenn im Augenblick keine Beschwerden bestehen. Bei einem bereits nachgewiesenen Stein in den Gallenwegen kann fast mit Sicherheit gesagt werden, dass sich ein Kolikanfall wiederholen wird. Zweifelhaft allerdings ist, ob er dann auch wieder spontan abklingt. Für diese Patienten stellt sich das Problem, sich unter ungünstigen Bedingungen einer Operation zur Beseitigung des Hindernisses unterziehen zu müssen. Sie riskieren meistens auch einen wesentlich längeren Krankenhausaufenthalt. Die Operation im anfallsreichen Intervall und bei guter allgemeiner körperlicher Verfassung ist daher ein Mittel der Wahl.

Gallensteinleiden

Die häufigste Erkrankung der Gallenwege ist die *Bildung von Gallensteinen.* Sie treten dann auf, wenn durch fehlerhafte Zusammensetzung der Gallenflüssigkeit die Löslichkeit einzelner Stoffe, insbesondere des Cholesterins, nicht mehr gewährleistet ist. Diese Stoffe kristallisieren dann aus und immer neu sich einlagernde Kristalle formen allmählich einen Stein. Die Steine entstehen hauptsächlich in der Gallenblase, selten in einem Gallengang. Sind die Steine noch klein, besteht die Möglichkeit, dass sie durch den *Ductus choledochus* in den Darm wandern und mit dem Stuhl ausgeschieden werden. Da diese Steine aber meistens nicht glatt gerundet sind, sondern scharfe Ecken und Kanten haben, wird durch den Steindurchtritt die Gallengangmündung leicht verletzt. Diese Verletzung heilt bei einmaligem Ereignis meist folgenfrei ab, bei gehäuftem Steindurchtritt können sich Vernarbungen bilden, welche die Öffnung einengen. Dadurch kommt es zu einem Aufstau der Gallenflüssigkeit, der nun wiederum als Ursache einer weiteren Steinbildung angesehen werden kann.

Wichtig

Als Beispiel für eine Substanz, die durch ihr Auskristallisieren zu einem Stein werden kann, wurde das *Cholesterin* genannt. Dieses ist aber nicht der einzige Bestandteil von Gallensteinen. Es gibt auch Steine, die zusätzlich *kalkhaltiges Material* enthalten. Sie sind wesentlich fester und lassen sich im Röntgenbild auch ohne Füllung der Gallenwege mit Kontrastmittel erkennen, da Kalk keine Röntgenstrahlen hindurchlässt. Weiterhin kennen wir Steine, die aus *Bilirubin* zusammengesetzt sind. Auch diese Steine können Kalk einlagern und sich dadurch verfestigen.

Erfahrungsgemäß hat sich gezeigt, dass eine Kalkeinlagerung immer dann vorkommt, wenn auch entzündliche Reaktionen das wie auch immer geartete Gallenleiden komplizieren.

Gallensteine auf Cholesterinbasis Sie treten verstärkt bei Patienten um das 50. Lebensjahr auf, wobei Frauen 2- bis 5-mal so häufig erkranken wie Männer. Wir wissen heute, dass eine erbliche Komponente für die Cholesterinsteinbildung mitverantwortlich ist. Solche Patienten haben nämlich einen Mangel an einer bestimmten, für die Cholesterinlöslichkeit zuständigen Gallensäure, der so genannten *Chenodeoxycholsäure*. Durch diesen Mangel kann bereits normalerweise ausgeschiedenes Cholesterin nicht mehr ausreichend gelöst werden. Bevorzugen nun solche Patienten zusätzlich noch cholesterinreiche Nahrung, so nimmt dieses Missverhältnis zu und leistet der Steinbildung Vorschub.

Zwischen Beschwerdefreiheit und Kolik

Haben sich Steine in der Gallenblase gebildet, so müssen sie nicht unbedingt zu Beschwerden führen. In vielen Fällen merkt der Patient nicht, dass er Steinträger ist, und es erstaunt ihn, wenn der Stein anlässlich einer Untersuchung aus anderen Gründen zufällig entdeckt wird. In anderen Fällen wird der Patient aber durch den typischen »Steinschmerz«, die *Kolik*, auf sein Leiden aufmerksam. Dieser wellenförmig auftretende, in den Rücken ausstrahlende Oberbauchschmerz hat seine Ursache in der Anspannung der muskulösen Wände der Gallenwege um den Fremdkörper herum. Zwischen diesen beiden Extremen – Beschwerdefreiheit und Kolik – liegen die uncharakteristischen Oberbauchbeschwerden, wie gelegentliches Übelsein, Druck- und Völlegefühl. Hinter einer solchen Schilderung kann sich natürlich eine große Zahl anderer Krankheiten verbergen, sodass es nicht immer leicht ist, sofort auf die eigentliche Ursache der Erkrankung zu schließen.

Die Kolik ist der Versuch des Organismus, sich mit eigenen Mitteln eines Steines aus den Gallenwegen zu entledigen. Die Gallenblase zieht sich krampfhaft zusammen und schiebt den Stein in den Gallenblasengang, den *Ductus cysticus*. Hierzu ist die Gallenblase natürlich nur in der Lage, wenn ihre Wand nicht bereits durch etwaige vorangegangene Entzündungen geschädigt ist. Mit solcher narbigen, wandverdickenden Schädigung erklärt sich auch, dass bei länger bestehenden Gallenblasensteinleiden und chronischen Entzündungen die Zahl und Heftigkeit von Koliken abnimmt. Im Verlaufe einer Kolik kann es nun zu den in Abb. 7 schematisch aufgezeigten Möglichkeiten kommen: Entweder klemmt sich der Stein im Gallenblasenhals ein und verlegt damit den Ausgang der Gallenblase. Dann versucht die Gallenblase unter heftigen, kolikartigen Schmerzen, den Stein in das ableitende Gallengangsystem weiterzuschieben. Gelingt ihr das nicht, kann der Stein wieder in die Gallenblase zurückfallen. Wird er aber durch diesen Engpass hindurchgetrieben, so kann er an der nächsten engen Stelle, der Mündung des Gallenganges in den Darm, wieder aufgehalten werden. Jetzt verlegt er den Abfluss der Gallenflüssigkeit, die sich aufstaut und zur Gelbsucht führt. Das Auftreten einer Gelbsucht bedeutet also immer einen Steinverschluss des Hauptgallenganges.

In vielen Fällen wird aber nicht nur der Gallengang verlegt, sondern auch der Ausführungsgang der *Bauchspeicheldrüse (Pankreas)*, deren Ausführungsgang ebenfalls an dieser Stelle in den Darm mündet. Auf diese Weise kann es zusätzlich noch zu einer Beeinträchtigung der Bauchspeicheldrüse kommen, meist in Form einer Entzündung. Tritt nun der Fall ein, dass der Stein auch durch diese Enge hindurchgetrieben wird, so kommt es schlagartig zu einer Besserung der Beschwerden und der Stauungsikterus geht zurück. Bleibt der Stein aber in dieser Region eingeklemmt, so muss er operativ entfernt werden.

Hat sich der Stein in der Enge am Ausgang der Gallenblase verklemmt und fällt nicht mehr in die Gallenblase zurück, so ist die Möglichkeit gegeben, dass sich die nun in der Gallenblase befindliche Gallenflüssigkeit

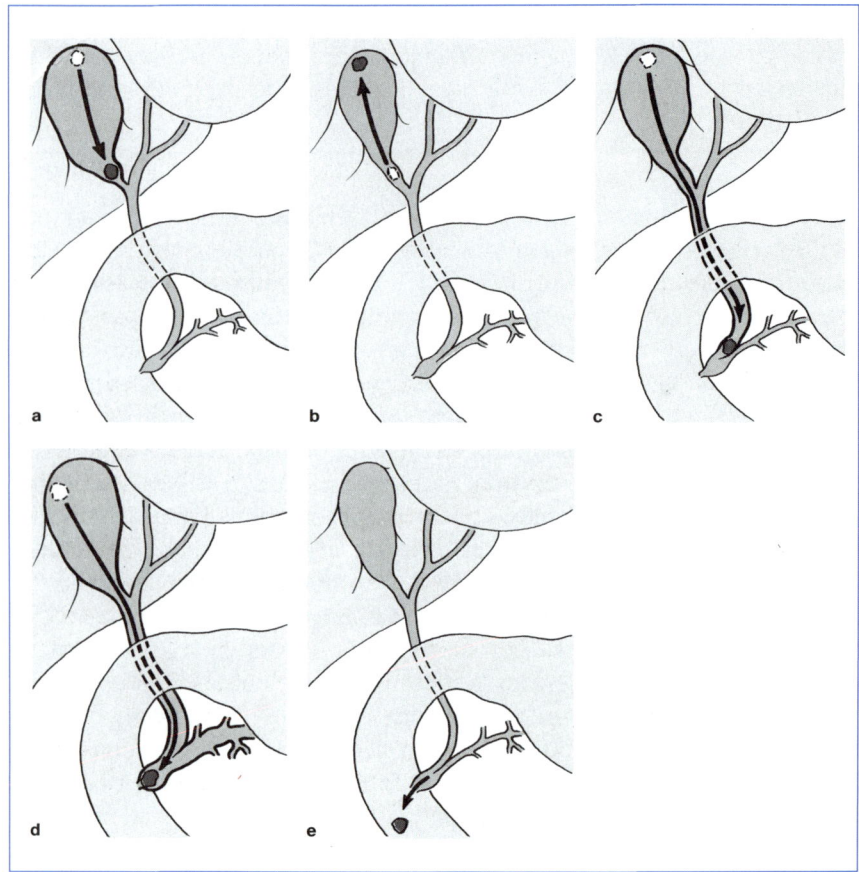

Abb. 7: Die verschiedenen Möglichkeiten, die bei der Wanderung eines zunächst ruhig in der Gallenblase liegenden Steines auftreten können.

entzündet. Auf diese Gallenblasenentzündung werden wir in einem weiteren Kapitel eingehen.

Die Möglichkeit, dass sich Gallensteine im Gallengang bilden oder aus der Gallenblase in ihn gelangen, wurde bereits oben erwähnt. Auch wurde auf eventuelle Folgen hingewiesen. Es sei hier aber noch angemerkt, dass der Stein den Gang nicht immer vollständig verlegen muss, sondern auch zu einem nur inkompletten Verschluss führen kann. In solchen Fällen tritt meist kein oder nur ein leichter Ikterus auf, die laborchemischen Untersuchungen dagegen weisen deutlich darauf hin. Die Ultraschalluntersuchung und gegebenenfalls die Röntgenuntersuchung der Gallenwege deckt erfahrungsgemäß diesen Zustand rasch auf.

Akute Gallenblasenentzündung (Cholezystitis)

Entzündungen der Gallenblase sind häufig mit Steinen verbunden; allerdings ist noch nicht geklärt, ob der Stein zur Entzündung geführt hat oder die Entzündung zum Stein. Wahrscheinlich sind beide Wege möglich.

Im Allgemeinen unterscheiden wir eine akute Gallenblasenentzündung von einer chronischen. Beide Formen sind häufig mit einem Gallensteinleiden kombiniert. Die *akute Cholezystitis* äußert sich meistens in erheblichen Schmerzen unter dem rechten Rippenbogen, kombiniert mit Fieber, Übelkeit und Erbrechen. Die Bauchdeckenanteile unmittelbar über der Gallenblase sind meist gespannt und bei vorsichtigem Betasten spürt der untersuchende Arzt die Gallenblase als entzündlich schmerzhaften Tumor. Der Schmerz verstärkt sich, wenn der Patient tief einatmet. Gelegentlich findet sich als Zeichen einer Ausstrahlung eine sehr sensible Region am Rücken in der Gegend der 9. bis 11. Rippe. Dieser gesamte Beschwerden- und Symptomkomplex besteht meistens nur in den frühen Phasen der akuten Gallenblasenentzündung und nimmt nach 24 Stunden deutlich an Intensität ab. Dies besagt aber nicht, dass sich damit auch die Entzündung zurückbildet. Im Gegenteil: Während dieser Phase droht die Gefahr, dass durch die Entzündung die Gallenblasenwand so brüchig wird, dass sie platzt. Dies ist dann eine Komplikation, die nicht leicht zu behandeln ist. Daher sollte man sich relativ rasch nach Auftreten der ersten Symptome in ärztliche Behandlung begeben.

Der geschilderte Beschwerdekomplex ist für den erfahrenen Arzt mit relativer Sicherheit auf eine akute Gallenblasenentzündung zurückzuführen. Nicht immer aber bietet er sich in so typischer Weise dar. Es muss deshalb überlegt werden, ob nicht eine andere Ursache infrage kommt, etwa die Entzündung eines untypisch liegenden Blinddarmes oder auch eine Entzündung der Bauchspeicheldrüse. Daher wird der Arzt zwecks Abgrenzung auch Untersuchungen durchführen, die zur Erkennung dieser Krankheit geeignet sind.

Die akute Gallenblasenentzündung ist, wie gesagt, meistens mit einem Gallenblasensteinleiden verknüpft. Wird bei einer operativen Behandlung die Gallenblase entfernt und feingeweblich untersucht, so zeigt sich deshalb meistens, dass diese akute Attacke nicht der erste Entzündungsschub war, sondern bereits vorher eine chronische Entzündung geschwelt hat.

In seltenen Fällen kann eine akute Cholezystitis auch ohne Gallenblasensteine auftreten. Man rechnet, dass diese Form der akuten Gallenblasenentzündung etwa 10 Prozent der Gesamterkrankungen ausmacht. Sie kann auftreten als Folge einer allgemeinen bakteriellen Infektion. Bei Kindern z. B. sind Streptokokken häufig die Ursache. Auch Typhus kann zu einer akuten Cholezystitis führen. Ebenso wurde sie bei Patienten mit Zuckererkrankung (Diabetes mellitus) beobachtet. Ganz selten einmal kann auch eine akute Cholezystitis bei schweren Verletzungen und bei Verbrennungen auftreten. Die genauen Mechanismen, welche hier den Entzündungsprozess auslösen, sind aber noch nicht eindeutig geklärt.

Eine akute Cholezystitis kann konservativ oder chirurgisch behandelt werden

Bei einer **konservativen** Therapie wird man alles vermeiden, was zu einer Reizung der Gallenblase führen kann. Es wurde bereits gesagt, dass die Nahrung hierbei eine besondere Rolle spielt. Man wird die Patienten daher mit Nahrungskarenz behandeln und lediglich Flüssigkeitszufuhr erlauben. Schmerzmittel gehören ebenso zur Behandlung wie die Gabe von antibiotisch wirksamen Substanzen. Allerdings ist konservative Therapie nur von begrenzter Wirkung, denn immer droht das Zerreißen der Gallenblase. Dies ist besonders zu befürchten bei älteren Patienten und stets dann, wenn nicht innerhalb von 48 Stunden alle Zeichen der akuten Entzündung weitgehend zurückgegangen sind. In diesem Fall muss zu einer operativen Behandlungsmethode gegriffen werden.

Die **chirurgische** Behandlung einer akuten Cholezystitis besteht in der Herausnahme der Gallenblase. Wird einem Patienten mit akuter Cholezystitis eine operative Behandlung angeraten, so sollte er diesen Rat auch befolgen und seine Einwilligung zur Operation geben. Von ihm gewünschtes Abwarten mit dem Argument, dass er sich erst besser erholen müsse, kann oft zu lebensbedrohlichen Komplikationen führen.

Chronische Gallenblasenentzündung

Eine chronische Gallenblasenentzündung ist fast ausschließlich die Folge eines Gallenblasensteinleidens. Sie macht sich meistens durch unspezifische Oberbauchbeschwerden nach Mahlzeiten bemerkbar, besonders nach Genuss von reichlich Fett. Übelkeit ist eines der häufigsten Symptome der *chronischen Cholezystitis* und steht ebenfalls in enger zeitlicher Verbindung mit fettreichen Mahlzeiten. Gelegentlich erbricht der Kranke sogar. Patienten mit chronischer Gallenblasenentzündung haben oft unspezifische Oberbauchbeschwerden, können aber die Schmerzen relativ sicher lokalisieren. Da über Nervenverbindungen Gallenblasenschmerzen in andere Körperregionen ausstrahlen können, wie z. B. in den Rücken, die rechte Schulter und in den Bereich des Herzens, hat es der untersuchende Arzt nicht immer leicht, zur Diagnose einer chronischen Cholezystitis zu finden. Eine chronische Cholezystitis kann auch gelegentlich einen akuten Schub durchlaufen, nämlich immer dann, wenn ein Stein sich im Gallenblasengang eingeklemmt hat. Auf diese Möglichkeit wurde bereits hingewiesen.

Schrumpfgallenblase

Im Zuge einer chronischen Gallenblasenentzündung kann sich eine *Schrumpfgallenblase* entwickeln. Die einzelnen Stadien, welche hierbei durchschritten werden, sind in Abb. 8 aufgezeichnet. Damit ist aus der ursprünglich zarten Gallenblase ein schwielig verdickter Anhang der Gallengänge geworden, der für den Organismus keinerlei Wert hat. Die chronisch entzündete Gallenblase kann sogar eine Gefahr bedeuten, denn es liegen Beobachtungen vor, dass sich gelegentlich auch ein Gallenblasenkrebs in diesem vernarbten Organ bilden kann.

Wird versucht, eine Schrumpfgallenblase röntgenologisch darzustellen, wird sie sich nicht füllen. Der Radiologe spricht dann von einer so genannten »ausgesparten Gallenblase«. Dieses Zeichen ist immer Anlass, eine operative Entfernung des krankhaft veränderten Organs zu erwägen. In den allermeisten Fällen wird diese angezeigt sein und man wird dem Patienten raten, sich ihr zu unterziehen.

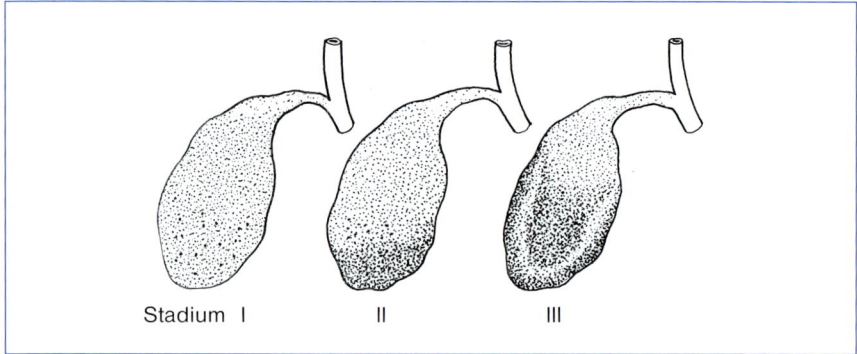

Stadium I　　　　II　　　　III

Abb. 8: Die Folgen einer chronischen Entleerungsstörung. Aus einer ursprünglich anatomisch gesunden, aber trägen Gallenblase kann sich – im Laufe von Monaten oder Jahren – ein bis zur Unkenntlichkeit geschrumpftes Organ entwickeln.

Stadium I:　Gallenblase groß und schlaff. Bei der Kontraktion kommt nur eine unvollkommene Entleerung zustande.

Stadium II:　Rückstände sammeln sich in der Gallenblase an, die sich zersetzen und entzünden.

Stadium III:　Die Entzündung greift auf die Gallenblasenschleimhaut über. Damit wird die Entleerung noch mehr gehemmt (von diesem Zeitpunkt an treten gewöhnlich Schmerzen in der Gallengegend auf!).

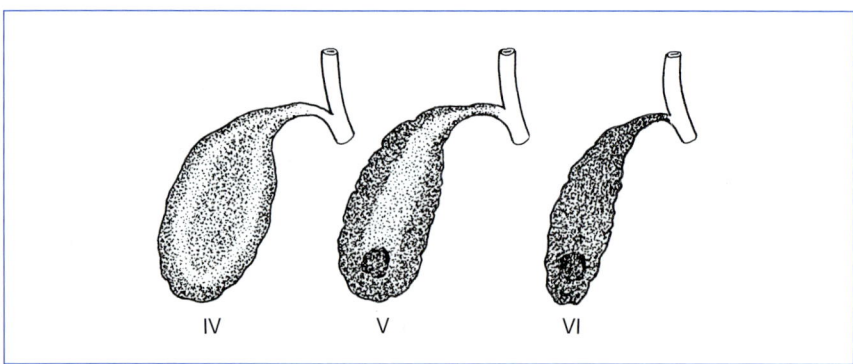

IV　　　　V　　　　VI

Stadium IV:　Die Entzündung ist bereits auf die Gallenblasenwand übergegangen. Es setzt jetzt der Schrumpfungszustand ein.

Stadium V:　Schrumpfung und Entleerungsstörung schreiten fort, es kann sich ein Stein bilden, der unter Umständen seinerseits die Entzündung verstärkt.

Stadium VI:　Von dem einstigen Hohlorgan ist nur noch ein narbig geschrumpfter Strang übrig geblieben.

Gallengangentzündung (Cholangitis)

Abgesehen von einigen selteneren Ursachen, entwickelt sich eine Gallengangentzündung meistens durch eine Infektion mit aus dem Darm aufgestiegenen Bakterien bei einer Abflussstörung der Gallenflüssigkeit. Gallengangsteine können hier natürlich Vorschub leisten.

Das Beschwerdebild ist meist vergleichbar mit dem der akuten Cholezystitis, nur ist das Fieber oft höher und tritt in Schüben, meist verbunden mit Schüttelfrost, auf. Bei der körperlichen Untersuchung ist die Leber insgesamt schmerzhaft und ein vorsichtiger Schlag des untersuchenden Arztes auf den Rippenbogen führt zur Auslösung eines akuten Schmerzereignisses. Die drei Symptome, Fieber, Schüttelfrost und Zeichen des Verschlussikterus, sind fast sichere Indizien dieser Erkrankung. Meist sind auch die Leberzellen geschädigt.

Wichtig

Die Erkrankung ist ernst zu nehmen und bedarf einer intensiven ärztlichen Behandlung, die nur unter den Bedingungen eines Krankenhausaufenthaltes gegeben ist. Es muss untersucht werden, ob eventuell eine Galleabflussbehinderung vorliegt. Dies ist durch das hoch akute Krankheitsbild oft erheblich erschwert.

Die Behandlung einer akuten Gallengangentzündung ist anfänglich meist konservativ. Die Gabe von Antibiotika steht hierbei ganz im Vordergrund. Damit lässt sich zwar häufig das akute Ereignis beherrschen, nicht aber die Ursache. Somit kann es vorkommen, dass eine eingreifende Diagnostik nach Abklingen der klinischen Symptome notwendig wird. Der Patient sollte hierfür Einsicht haben, da jeder neue Schub einer akuten Gallengangentzündung für ihn ein besonderes Risiko bedeutet. Hauptsächlich trifft dies für ältere Patienten zu.

Gallenwegfunktionsstörung (Dyskinesie)

Gelegentlich finden sich Krankheitsbilder, bei denen Beschwerden ähnlich denen der chronischen Gallenblasenentzündung auftreten. Häufig aber lassen sich keine organischen Ursachen für diese Beschwerden finden. Es wird daher daran gedacht, dass es sich hier um funktionelle Beschwerden handelt, insofern nämlich, als eine Störung des Wechselspiels

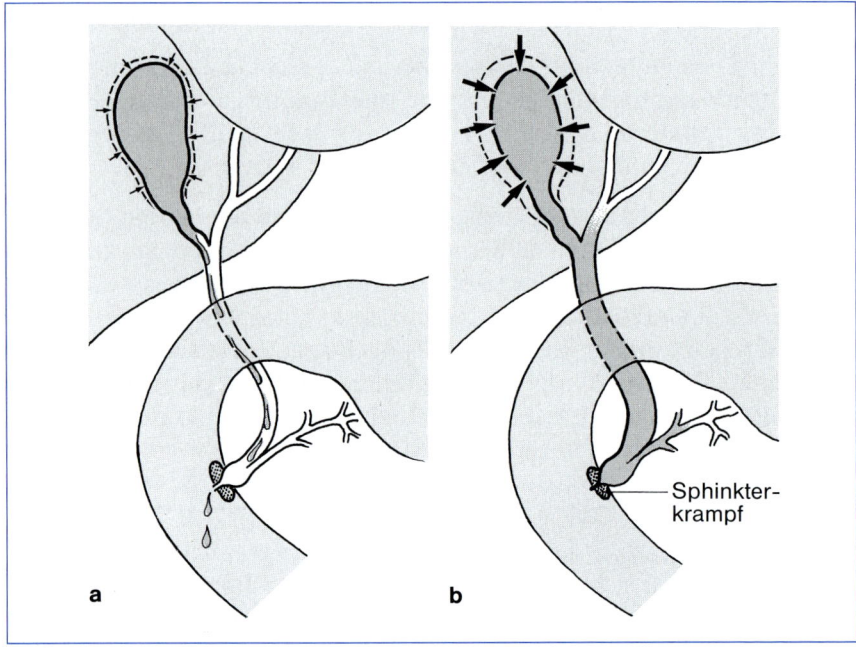

Sphinkter-
krampf

a   b

Abb. 9: Die beiden wichtigsten Störungen der Entleerungstätigkeit.
a Die Gallenblasenmuskulatur zieht sich nur unvollkommen zusammen, deshalb ist
der Entleerungsakt gestört. Folge: Die Stagnation führt zu einer Entzündung.
b Durch einen Krampfzustand am Schließmuskel (Oddi-Sphinkter) kommt es zu
einem Rückstau der Gallenflüssigkeit, der mit Schmerzen verbunden ist und dem
– sofern er lange Zeit anhält oder sich wiederholt – auch eine Gelbsucht folgen kann.

zwischen Galleentleerung und Schließmuskelfunktion an der Mündung
des Gallenganges vorliegt (Abb. 9). Dies ist nicht immer leicht festzustellen und die Diagnose wird oft aus Verlegenheit in Ermangelung des Er-
kennens anderer Erkrankungen gestellt. Es wird daher, ehe die Diagnose
einer *Gallenwegdyskinesie* gestellt werden kann, durch intensive Untersuchungen ein organisches Leiden ausgeschlossen werden müssen. Relativ
verlässlich sind Röntgenuntersuchungen, die verbunden werden mit der
Gabe von Medikamenten, die das Schließmuskelsystem an der Vater'-
schen Papille erschlaffen lassen.

Auch die Dyskinesie sollte im Wesentlichen medikamentös behandelt
werden, allerdings ist dabei unbedingt die Erhaltung bzw. Wiederherstel-
lung des seelischen Gleichgewichts des Patienten zu berücksichtigten. Es

ist nämlich zu vermuten, dass Dyskinesien der Gallenwege auch durch seelische Störungen bedingt sein können. Häufig wird daher ein Arzt mit Kenntnissen in der psychosomatischen Medizin in die Behandlung einbezogen werden.

Behandlung

Bei der Darstellung der einzelnen Krankheitsbilder wurde bereits auf mögliche Behandlungsmaßnahmen hingewiesen. Ähnlich wie bei der Besprechung der Lebererkrankungen soll aber hier noch einmal im Überblick die Behandlung von Gallengangerkrankungen im Allgemeinen besprochen werden.

Operative Behandlung

Auf den vorangegangenen Seiten wurde oft auf die Notwendigkeit einer operativen Behandlung verschiedener Gallenwegerkrankungen hingewiesen. Grundsätzlich müssen wir davon ausgehen, dass in den meisten Fällen von Gallenwegerkrankungen das Hindernis im ordnungsgemäßen Abfluss der Gallenflüssigkeit nur durch eine Operation zu beseitigen ist.

> **Wichtig**
>
> Die Entscheidung zur Operation wird durch das Vorliegen einer **absoluten** oder einer **relativen** Dringlichkeit geprägt.
> - Bei einer *absoluten* Dringlichkeit ist ohne Verzug eine Operation durchzuführen, damit die Erkrankung nicht zu einem lebensbedrohlichen Ereignis wird. Dies betrifft häufig die *akute Cholezystitis*.
> - Eine *relative* Dringlichkeit ergibt sich immer dann, wenn eine Operation zwar notwendig ist, dem Patienten aber etwas Zeit gelassen werden kann, ehe er sich ihr unterzieht. Dies betrifft meistens Patienten, die sich nach mehrfachen Steinkoliken in einem beschwerdefreien Intervall befinden, und solche, die an einer *chronischen Gallenblasenentzündung* leiden.

Neben diesen beiden Gesichtspunkten gibt es auch noch eine vorbeugende Notwendigkeit für eine Operation. Dies betrifft Steinträger, bei denen zufällig ein Gallenblasenstein entdeckt wurde, der bisher keine Beschwerden ausgelöst hatte. Man kann nie wissen, ob sich dieser Stein zu irgendeiner Zeit einmal in Bewegung setzt und Beschwerden verursacht oder ob er die Ursache für eine Cholezystitis bilden könnte, um im Fall einer chronischen Entzündung auch das Risiko einer bösartigen Entartung der Gallenblasenwand zu beinhalten. Da eine steingefüllte Gallenblase nicht mehr in der Lage ist, ihre normale Funktion zu erfüllen, besteht auch keine Notwendigkeit, sie zu erhalten. Weil erfahrungsgemäß irgendwann im weiteren Leben eine Operation dringlich wird, ist es durchaus vernünftig, eine derart erkrankte Gallenblase im beschwerdefreien Intervall operativ entfernen zu lassen.

Meist führt eine Operation zu Beschwerdefreiheit. Nur in wenigen Fällen treten danach an den Gallenwegen Beschwerden auf, die denen vor der Operation gleichen. Hierfür wurde der Ausdruck *Postcholezystektomie-Syndrom* geprägt. Die Erfahrung hat gezeigt, dass es sich dabei im Wesentlichen um neu gebildete Steine im Gallengang handelt oder um Steine, die während der Operation trotz sorgfältiger Suche nicht gefunden wurden. Häufig hilft hier nur eine erneute Operation.

Minimal-invasive Chirurgie

In den vorangegangenen Abschnitten wurde unter operativer Behandlung immer das Tätigwerden eines Chirurgen verstanden. In neuerer Zeit aber haben endoskopisch geschulte Internisten auch Möglichkeiten gefunden, in gewissen Fällen Gallengangerkrankungen »operativ« zu heilen.

Bei der Besprechung der röntgenologischen Möglichkeiten, die Gallengänge durch Einbringen von Kontrastmittel sichtbar zu machen, wurde die Methode der ERC genannt. Wenn damit schon die Möglichkeit gegeben ist, einen Katheter in die Gallenwege einzuführen, warum sollte es nicht auch möglich sein, auf diesem Wege Steine aus den Hauptgallengängen zu entfernen. Durch Einführen geeigneter Instrumente über ein Endoskop in das Gallengangsystem kann man tatsächlich Gallensteine fassen und aus dem Gallengang herausziehen. Allerdings bildet der Schließmuskel im Bereich der Papille gelegentlich ein Hindernis. Zwar lassen sich dünne Instrumente durch ihn hindurch in die Gallenwege einführen, aber größere Steine nicht herausziehen. Dies gelingt nur, wenn der äußere Schließmuskel durchtrennt wird *(Papillotomie)*, was ebenfalls auf endoskopischem Wege möglich ist. Dabei wird ein Katheter in die Papille eingeführt, der an seiner Außenseite mit einem Draht versehen ist. Wird nun dieser Draht gespannt und elektrischer Strom hindurchgeleitet, so lassen sich die Muskelfasern einfach durchschneiden. Damit ist der Gallengang breit eröffnet und Gallensteine können mittels Schlingen oder anderer Instrumente aus dem Gallengang entfernt werden. Die Patienten verspüren dabei keine Schmerzen, werden aber ohne chirurgische Maßnahmen von ihrem Leiden befreit. Freilich ist die Maßnahme verbunden mit der Zerstörung eines nicht ganz unwichtigen Organs, nämlich des Schließmuskels der Vater'schen Papille. Bei der Entwicklung dieser endoskopischen Papillotomie (EPT) hatte man zunächst Überlegungen angestellt, ob die Zerstörung des Schließorgans des Hauptgallengangs zum Darm auf Dauer ohne Folgen bleibt. Gedacht wurde u. a. an aus dem Darm aufsteigende Bakterien mit der Folge ständiger Gallengangentzündungen. Die Erfahrung hat aber gezeigt, dass solche Komplikationen weitgehend auszuschließen sind, sodass die EPT heute, langfristig betrachtet, als ein unbedenklicher minimal-invasiver Eingriff gilt. Wie bei jedem invasiven Vorgehen ist natürlich mit unmittelbaren Eingriffsfolgen, wie z. B. Blutungen oder einer eingriffsbedingten Entzündung der Bauchspeicheldrüse, zu rechnen. Man kann aber davon ausgehen, dass in ca. 90 Prozent der Fälle die Behandlung erfolgreich ist.

Wenn es mit diesem Verfahren zwar häufig gelingen wird, die Gallengangsteine zu entfernen bzw. durch die Erweiterung des Gallenausganges Verhältnisse zu schaffen, damit Gallengangsteine spontan in den Darm übertreten können, ist damit aber das Problem von eventuell zusätzlichen Gallenblasensteinen nicht gelöst. Hier werden Überlegungen anzustellen sein, ob je nach Situation eine chirurgische Gallenblasenentfernung notwendig wird. Man hat dann aber erreicht, dass der chirurgische Eingriff nicht unter den Bedingungen einer Gallengangverschlusssituation mit der fast immer begleitenden Leberbeteiligung durch Gallenrückstau durchgeführt werden muss.

Die Gallenblasenentfernung mittels minimal-invasiver (endoskopischer) Chirurgie ist heute eine primäre Standardoperation der Chirurgen. Sie haben die von Internisten entwickelte Laparoskopie (= Bauchspiegelung) erlernt und zusätzliche chirurgische Eingriffe, so unter Umständen auch die Gallenblasenentfernung. Der Eingriff wird in Narkose durchgeführt und gilt zeitlich als wenig aufwendig; die Krankenhausverweildauer wird mit ca. 3 Tagen angesetzt. Im Rahmen der Aufklärung wird aber besprochen werden, dass wegen gegebenenfalls komplizierender Situationen während der Operation ein Umstieg auf eine konventionelle Gallenoperation notwendig wird. Generell sollte sie jedoch vermieden werden.

Konservative Behandlung

Unter konservativer Behandlung verstehen wir alle Maßnahmen mit Ausnahme eines chirurgischen Vorgehens. In den vorangegangenen Abschnitten wurde erwähnt, dass sowohl antibiotisch wirksame als auch krampflösende Mittel je nach Lage der Dinge zum Einsatz kommen. Ihre Wirksamkeit ist bekannt, ebenso wie die Grenzen ihres Einsatzes.

Daneben allerdings gibt es eine Reihe von Präparaten, von denen gesagt wird, dass sie einen vermehrten Gallenfluss bewirken. Sie gehören zu der Gruppe der sog. *Choleretika*. Über ihren Wert ist man in Fachkreisen unterschiedlicher Meinung.

Einen großen Raum in der Behandlung von Gallenwegerkrankungen nimmt die *Diät* ein. Häufig wird dem Gallenkranken eine große Zahl fertig ausgearbeiteter Diätschemata angeboten, mit denen ihm Beschwerdefreiheit versprochen wird.

Zu Anfang dieses Kapitels wurde erläutert, dass die Aufnahme von Fett für die Gallenblase ein Reiz ist, zu kontrahieren. Da diese Kontraktionen, besonders wenn sie infolge eines starken Nahrungsreizes – eventuell bei einem Gallenblasenstein – ablaufen, zu Schmerzen führen können, werden entsprechende diätetische Einschränkungen empfohlen. Da auch Röststoffe einen ähnlichen Effekt auf die Gallenblase ausüben, wird angeraten, auch diese zu vermeiden. Eigentlich beruhen solche Empfehlungen jedoch auf reiner Empirie. Bei wissenschaftlich fundierter Untersuchung von Personen mit Verdauungsbeschwerden nach Fettgenuss zeigte sich nämlich, dass Gallenweggesunde und Gallenwegkranke in gleich großer Zahl vertreten waren.

Fettunverträglichkeit ist also kein unbedingt typisches Zeichen einer Gallengangerkrankung. Das Meiden von Nahrungsfett ist daher kein absoluter Bestandteil irgendwelcher diätetischer Vorschriften für entsprechend Erkrankte. Einer Nahrungsfettaufnahme von 70 g/Tag, entsprechend den Empfehlungen der modernen Ernährungswissenschaft, steht daher nichts im Wege. Übermäßige Fettzufuhr und opulente Mahlzeiten sollten dagegen vermieden werden.

Heute entfällt eigentlich jedes Diätregime mit streng ausgearbeiteten Vorschriften für Gallekranke. Zeigt der Gallekranke individuelle Unverträglichkeiten gegen besondere Nahrungsmittel, werden diese naturgemäß gemieden. Verträgt ein Gallekranker die Aufnahme von Röstprodukten, etwa Kaffee, so ist kein Grund gegeben, ihm Kaffeegenuss zu verbieten. Verträgt er sie nicht, kann er auf Kaffeezubereitungen zurückgreifen, die arm an Röststoffen sind. Somit gilt für die Gallediät der gleiche Grundsatz, der auch für die Ernährung bei Lebererkrankungen genannt wurde:

Normale, vitaminreiche, ausgewogene Ernährung unter Vermeidung der individuell unverträglichen Speisen. Einseitige Ernährung schadet mehr, als sie nützt.

Für die *physikalische Behandlung* von Gallenerkrankungen gilt im Prinzip das Gleiche wie bei der Behandlung von Lebererkrankungen. Im Allgemeinen handelt es sich um schmerzlindernde Maßnahmen. Zu warnen ist jedoch vor der Anwendung feuchtwarmer Wickel bei allen entzündlichen Erkrankungen der Gallenblase, da durch Wärme der Entzündungsprozess gefördert wird.

> **Tipp** Ob sich eine Behandlung von Gallenblasenleiden in Kurorten lohnt, ist nicht immer leicht zu entscheiden. Akute Erkrankungen sollen in jedem Fall im Krankenhaus behandelt werden. Zur Erholung ist eine Kurortbehandlung durchaus sinnvoll.

Medikamentöse Auflösung von Gallensteinen

Zum Abschluss die Frage, ob Gallensteine medikamentös aufgelöst werden können.

Da mittlerweile bekannt ist, dass sich insbesondere Cholesterinsteine entwickeln, wenn die Löslichkeitsvoraussetzungen der Gallenflüssigkeit aufgrund von Mangel an gewissen Gallensäuren nicht mehr gewährleistet sind, bietet sich die Möglichkeit an, diese dem Körper zuzuführen. Da diese Gallensäuren – insbesondere handelt es sich um die *Chenodeoxycholsäure* – vom Darm aus aufgenommen und durch die Leber wieder in die Gallenflüssigkeit ausgeschieden werden, kann diese Behandlungsmaßnahme durchaus zu einer besseren Lösungsfähigkeit für Cholesterin beitragen.

Eine solche Behandlung ist schon vielfältig erprobt und hat zu befriedigenden Erfolgen geführt. Auflösbar sind aber nur solche Steine, die allein aus Cholesterin bestehen. Voraussetzung ist zudem, dass die Gallenblase in ihrer Funktion intakt ist. Kann sie sich aufgrund vorangegangener

chronischer Entzündungsprozesse nicht mehr ausreichend zusammenziehen oder ist sie gar funktionsuntüchtig, verspricht die Behandlung
mit durch den Magen aufgenommenen Gallensäuren keinen Erfolg
mehr. Ferner ist die Behandlung nicht geeignet für Gallensteine, die bereits zu Komplikationen geführt haben. Es muss nämlich ins Kalkül einbezogen werden, dass es einer Zeit von vielen Monaten bedarf, ehe sich
ein cholesterinhaltiger Gallenstein auflöst.

Somit kommt nur ein begrenzter Kreis von Erkrankten infrage, sich dieser Behandlung zu unterziehen. Der behandelnde Arzt wird weiterhin
prüfen, welches entsprechend wirksame Präparat eingesetzt werden soll.
Es gibt nämlich manche Aufbereitungen von Gallensäuren, die als Ne-
benwirkung eine vorübergehende Leberschädigung nach sich ziehen.
Neuere Forschungsergebnisse haben gezeigt, dass auf Gallensäuren mit
cholesterinlösender Eigenschaft, wie z. B. die so genannte *Ursodeoxycholsäure*, dieses Merkmal nicht zutrifft. Sie wird daher vermehrt angewendet
werden. Eine besonders günstige Wirkung hat eine Kombination aus *Ursodeoxycholsäure* mit *Chenodeoxycholsäure*. Die Medikamente werden abends
in einer Tagesdosis eingenommen.

> **Tipp** Neben diesen als wirksam erwiesenen Maßnahmen, Choles-
> teringallensteine aufzulösen, gibt es aber auch Empfehlungen, die Ab-
> treibung von Gallensteinen durch Einnahme besonderer Ölmahlzeiten zu
> erreichen. Nach Befolgung solcher »Kuren« finden sich zwar im Stuhl
> steinartige Gebilde, die aber nicht den Gallensteinen entsprechen. Es han-
> delt sich dabei um Reaktionsprodukte des Öls mit dem Darminhalt, insbe-
> sondere mit dem in ihm befindlichen Kalk. Chemisch sind diese steinhar-
> ten Gebilde Kalkseifen. Damit fällt jeder, der durch Werbung zu solchen
> »Kuren« überredet wird, einer teuren Täuschung anheim.

Steinzertrümmerung (Lithotripsie)

Unter die konservative Behandlung fällt auch die *Steinzertrümmerung
durch Schallstoßwellen,* die von außen gezielt auf den Stein abgegeben werden, sodass er in viele kleine Bruchstücke zerfällt, die die Gallenwege
nach vorheriger endoskopischer Gallenausgangserweiterung spontan
verlassen können oder aber sich für eine Auflösung mittels eingenom-
mener Gallensäuren eignen.

Fassen wir alle hier besprochenen Behandlungsmaßnahmen kurz zusammen, so beanspruchen operative Maßnahmen bei Gallengangerkrankungen den höchsten Stellenwert. Konservative Maßnahmen, wie etwa die Gabe von Antibiotika und krampflösenden Mitteln, haben meist nur begrenzten Wert. Der Gallekranke ist wie der Leberkranke hinsichtlich der Diagnostik in den Händen eines Internisten gut aufgehoben, die Therapie obliegt allerdings häufig dem Chirurgen. Ausnahmen, wie etwa die endoskopische Behandlung eines Steinleidens oder die medikamentöse Auflösung von Gallensteinen, wurden genannt.

Bauchspeicheldrüse

Wie ist die Bauchspeicheldrüse aufgebaut?

Die Bauchspeicheldrüse (= *Pankreas*) ist ein lang gestrecktes Organ, das quer an der Hinterseite des Oberbauches direkt hinter dem Magen liegt. Man unterscheidet einen Kopf, einen Körper und einen Schwanz. Der Kopf der Bauchspeicheldrüse liegt in der inneren Rundung des Zwölffingerdarmbogens. Der Pankreaskörper erhebt sich über die große Körperschlagader, die Aorta, während sich der Pankreasschwanz weit in den linken Oberbauch bis zur Milz hin erstreckt (Abb. 10).

Das arterielle Blut erreicht die Bauchspeicheldrüse über Gefäße aus den Darmarterien, das venöse Blut fließt entweder zusammen mit venösem

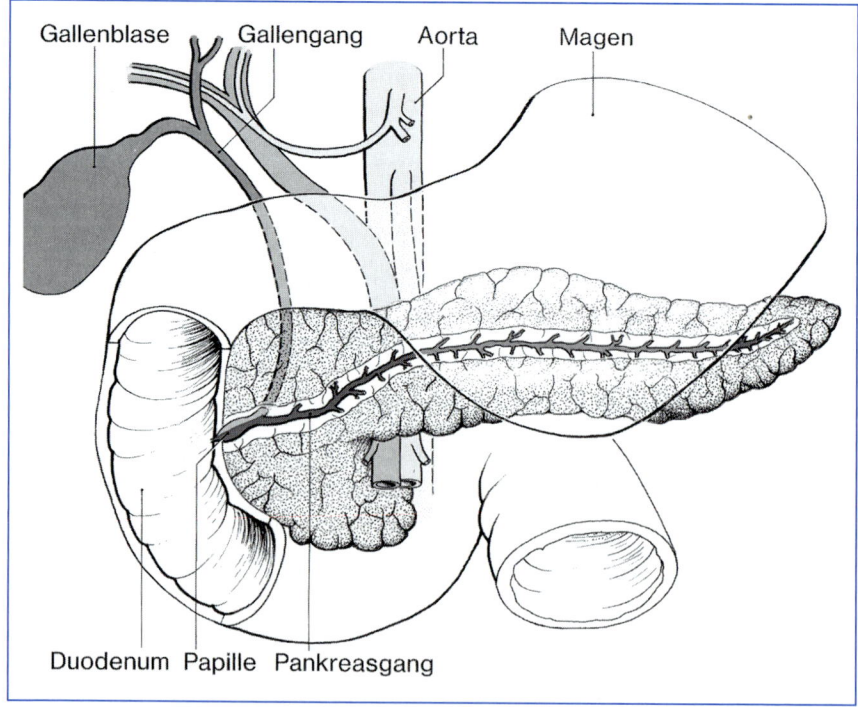

Abb. 10: Lage der Bauchspeicheldrüse in Bezug zu Magen und Zwölffingerdarm.

Blut aus dem Zwölffingerdarm in die Pfortader oder kleinere venöse Äste münden in die Milzvene und erreichen über diese wieder die Pfortader.

Interessant ist, dass alles venöse Blut erst einmal in die Pfortader fließt, wodurch ein Zusammenhang zwischen Pankreas und Leber deutlich wird.

Das gesamte Organ ist mit feinen ableitenden Kanälchen durchsetzt, die sich in seiner Mitte zu einem Hauptgang vereinen. Dieser Hauptpank-

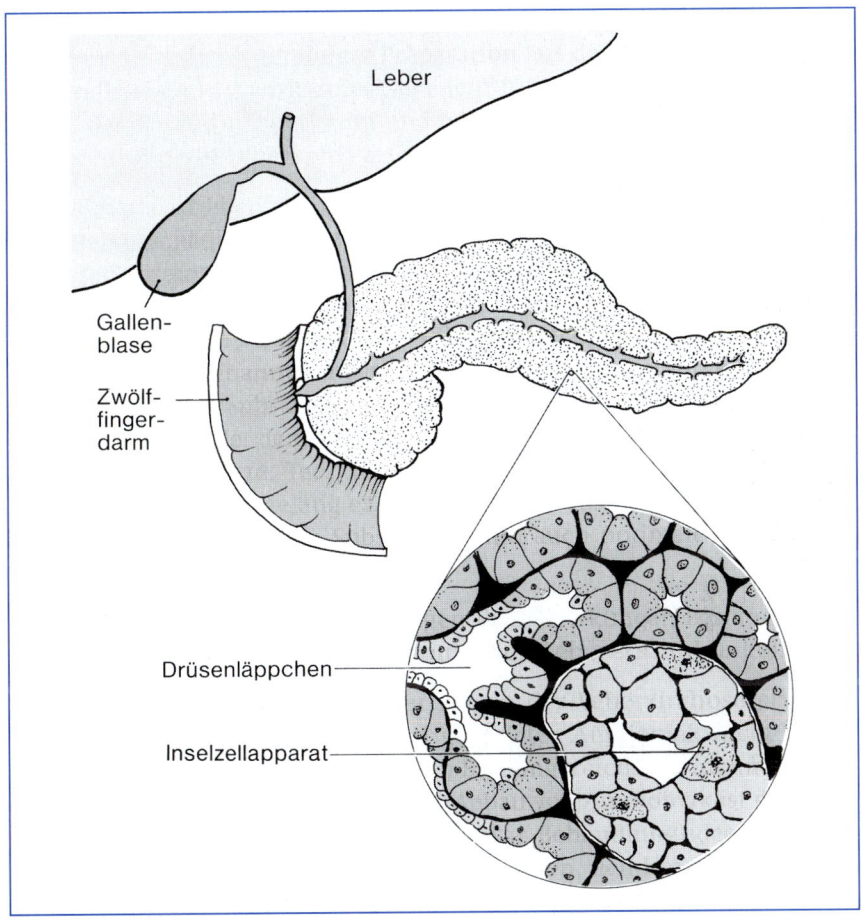

Abb. 11: Lage der Bauchspeicheldrüse in Beziehung zum Hauptgallenweg und dem Zwölffingerdarm. Die Nebenskizze verdeutlicht den feingeweblichen Aufbau des Organs (s. auch Abb. 12).

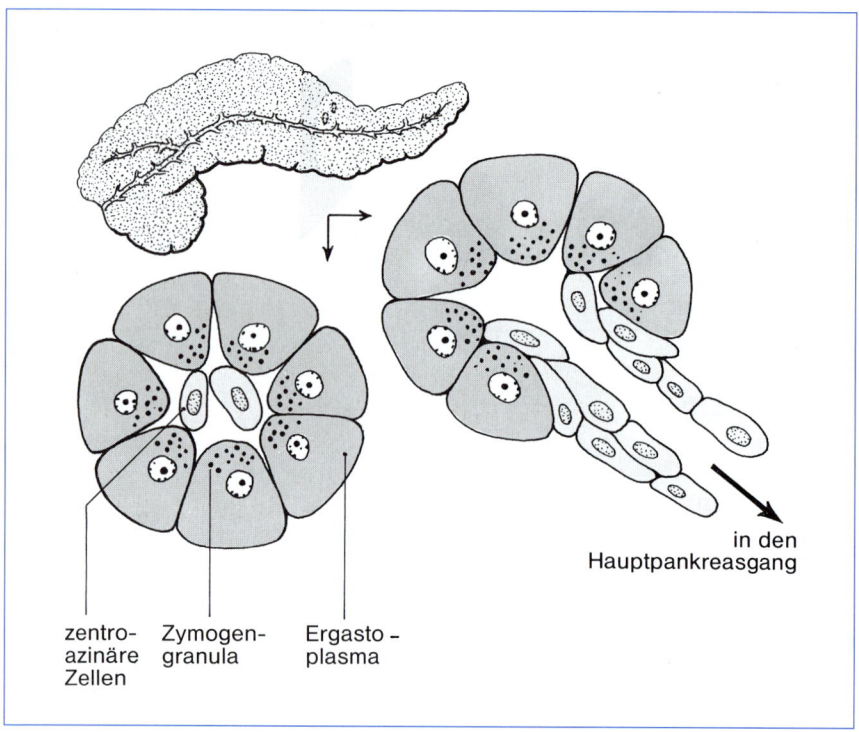

in den
Hauptpankreasgang

zentro-   Zymogen-   Ergasto –
azinäre   granula   plasma
Zellen

Abb. 12: Feingewebliche Zeichnung der Bauchspeicheldrüse zur weiteren Verdeutlichung des Organaufbaus.

reasgang, auch *Ductus wirsungianus* genannt, mündet an der gleichen Stelle in den Zwölffingerdarm wie auch der Hauptgallengang, nämlich auf der Vater'schen Papille (Abb. 11). Gelegentlich münden sie getrennt, meist aber gemeinsam. Auch hieraus ergibt sich wieder ein Zusammenhang zwischen dem Leber-Galle-System und dem Pankreas. Für manche Erkrankungen ist bedeutsam, dass der Ductus choledochus, bevor er die Vater'sche Papille erreicht, durch den Kopf des Pankreas hindurchzieht.

Bei der feingeweblichen Untersuchung fällt auf, dass das Pankreas im Wesentlichen aus einzelnen Drüsenknospen besteht, die den Anfang des ableitenden Systems bilden. Bereits dieser Aufbau macht deutlich, dass die Funktion der Drüsenzelle nach außen gerichtet ist. Man spricht daher auch von dem *exkretorischen Pankreas*. In den einzelnen Drüsenzellen erkennt man je nach Funktionszustand eine Menge von kleinen Körnchen, die als *Zymogengranula* bezeichnet werden. Wir wissen heute, dass in ihnen Enzyme enthalten sind, die für die Aufbereitung der Nahrung notwendig sind.

Zwischen diesen einzelnen kleinen Drüsenkörperchen finden sich aber noch inselförmig angeordnete Zellhäufchen, von denen der Mensch etwa 1 Million hat. Diese Zellansammlungen, so genannte *Inselzellen*, haben keinen eigenen Ausführungsgang und stehen auch nicht mit dem Ausführungsgangsystem des anderen Pankreasgewebes in Verbindung. Aufgrund spezieller Untersuchungen wissen wir, dass in diesen Zellansammlungen drei verschiedene Zelltypen zu finden sind, die so genannten *Alphazellen,* die *Betazellen* und die *Deltazellen*. Wir wissen weiterhin, dass in den Alphazellen das Hormon *Glukagon* gebildet wird und in den Betazellen das Hormon *Insulin*. Welcher Stoff in den Deltazellen gebildet wird, ist noch nicht eindeutig geklärt. Aus dieser Schilderung wird bereits klar, dass diese Zellen ihre Produkte an die Blutbahn abgeben, und zwar, wie für alle Hormone üblich, an das venöse Blut. Die Gesamtheit der Inselzellen wird daher auch als *inkretorisches Pankreas* bezeichnet.

Welche Aufgaben hat die Bauchspeicheldrüse?

Die zwei Funktionen der Bauchspeicheldrüse sind:

1. Durch die Produktion des Pankreassaftes ist sie im Verdauungsprozess für die Aufspaltung insbesondere von Eiweiß und Fett zuständig. Dies bezeichnet man auch mit exkretorischer Funktion.
2. Mit der Produktion der Hormone Insulin und Glukagon ist das Pankreas auch für den Zuckerhaushalt notwendig. Hierfür steht die Bezeichnung inkretorische Funktion.

Exkretorische Funktion

Seine *exkretorische Funktion* erfüllt das Pankreas durch Produktion des Pankreassaftes. Dieser enthält neben den Verdauungsfermenten, die im Wesentlichen für die Eiweiß- und Fettspaltung wichtig sind, auch noch so genannte *Bikarbonat*. Chemisch hat Bikarbonat eine neutralisierende Wirkung auf Säuren. Die Produktion und Ausscheidung von Bikarbonat in den Darm ist von besonderer Bedeutung. Wir wissen, dass im Magen Säure produziert wird und diese dann zusammen mit der Nahrung den Zwölffingerdarm erreicht. Die Fermente aber, die von der Bauchspeicheldrüse produziert werden, können in einem sauren Milieu nicht arbeiten. Das Bikarbonat neutralisiert nun die Magensäure und schafft damit für die Pankreasfermente günstige Arbeitsverhältnisse.

Der *Pankreassaft* ist eine annähernd wasserklare Flüssigkeit mit nur geringer schleimiger Beimengung. In besonders aktiven Phasen können bis zu 2 ml Pankreassaft pro Minute produziert werden. Da solche aktiven Phasen besonders bei der Nahrungsaufnahme notwendig werden, wird auch die Saftproduktion auf verschiedenen Wegen während und durch die Nahrungsaufnahme reguliert. So ist allein schon die Ansicht und der Duft von Nahrung ein leichter Stimulus zur Produktion von Pankreassaft. Hier spielt offensichtlich eine nervliche Verbindung zwischen Gehirn und Bauchspeicheldrüse eine Rolle.

Des Weiteren produziert das Pankreas Saft, wenn der Magen durch aufgenommene Nahrung gedehnt wird. Der stärkste Reiz aber, der allein etwa 70 Prozent der Gesamtleistung des Organs provoziert, ist der Eintritt der Nahrung in die oberen Anteile des Dünndarms. Vermittler der beiden letztgenannten auslösenden Ursachen sind Hormone, einmal das von der Magenschleimhaut produzierte *Gastrin*, hauptsächlich aber das in der Darmschleimhaut gebildete *Cholezystokinin*. Der Name dieses letzten Hormons, nämlich Cholezysto- (= die Gallenblase betreffend) und -kinin (= Bewegung), besagt, dass dieses Hormon gleichzeitig auch noch eine Kontraktion der Gallenblase auslöst. Hier wird erneut das Zusammenspiel zwischen den verdauungsregulierenden Organen wie Leber, Galle und Pankreas deutlich. Die hier genannten, durch Hormone vermittelten Regelmechanismen sind der Übersichtlichkeit halber erheblich vereinfacht dargestellt.

Es seien noch kurz die wichtigsten Bestandteile des über diese Mechanismen produzierten Pankreassaftes genannt. Die *Amylase* kann bestimmte Teile von Stärke in kleinere Zuckerbruchstücke zerlegen. Solche Stärkeanteile, die sie nicht zerlegen kann, werden von Enzymen der Darmschleimhaut zerlegt. Die *Lipase* zerlegt Fettmoleküle in weniger kompliziert aufgebaute Bestandteile des Fettes. Um optimal arbeiten zu können, benötigt die Lipase aber gleichzeitig auch Gallensäuren, die ihr das zugeführte Fett in entsprechender Weise zubereiten. Des Weiteren findet man im Pankreassaft *Proteasen,* die das zugeführte Nahrungseiweiß in einzelne Bausteine zerlegen. Beispiele sind das *Trypsin* und das *Chymotrypsin.*

Inkretorische Funktion

Die *inkretorische Funktion* des Pankreas, also die Freigabe von Insulin und Glukagon, wird im Wesentlichen geregelt durch die Menge des im Blut zirkulierenden Zuckers. Hierbei haben Insulin und Glukagon einander entgegengesetzte Wirkungen. Insulin wird immer dann vermehrt abgegeben, wenn größere Zuckermengen im Blut kreisen. Insulin hat nämlich die Wirkung, dass dieser Zucker in Depotform im Gewebe, so auch in der Leber, abgelagert wird *(Glykogen)*. Sinkt aufgrund mangelnder Nahrungsaufnahme der Zucker im Blut unter eine kritische Grenze ab, wird vermehrt Glukagon in das Blut abgegeben. Dieses Hormon bewirkt, dass entweder aus den Depots Zucker wieder freigegeben wird oder aber, falls diese entleert sind, gewisse Körpereiweißbestandteile zu Zucker umgeformt werden. Für ein reibungsloses Funktionieren der Körperzellen ist es nämlich notwendig, dass immer ein gleichmäßiges Angebot an Zucker im Blut vorhanden ist.

Die exkretorische und inkretorische Funktion des Pankreas und die ordnungsgemäße Funktion der Leber und des Gallensystems sind daher eine Einheit, die den wesentlichen Teil der so vielfältigen ineinandergreifenden Verdauungsprozesse bewerkstelligen. Freilich sind sie nur Teil des Gesamten und wir dürfen die Funktion der Speicheldrüsen und auch letztlich die der Magen- und Darmschleimhaut nicht vergessen. Erst alle zusammen bilden eine Funktionseinheit für eine regelrechte chemische Aufbereitung der Nahrung.

Untersuchungen der Bauchspeicheldrüse

> **Bei Verdacht auf krankhafte Prozesse interessieren drei Gesichtspunkte:**
> 1. Ist die Anatomie des Organs intakt?
> 2. Ist seine exkretorische Funktion intakt?
> 3. Ist seine inkretorische Funktion intakt?

Die Untersuchung der Anatomie des Pankreas ist wesentlich schwieriger als die der Leber. Es gibt nämlich keine allgemein verfügbare und risikoarme Möglichkeit, das Organ im lebenden Körper zu betrachten und eventuell Pankreasgewebe für eine feingewebliche Untersuchung zu gewinnen. Dazu bedarf es einer Operation. Aber auch hier ist häufig Vorsicht geboten, da das Auslaufen von Pankreasfermenten aus der Entnahmestelle zu Komplikationen führen kann. Uns bleiben also im Wesentlichen nur indirekte Möglichkeiten.

Ultraschalluntersuchung

Am häufigsten eingesetzt wird die Ultraschalluntersuchung (Abb. 13). Mit ihr lässt sich der Drüsenkörper in all seinen Abschnitten untersuchen und es kann festgestellt werden, ob das Organ eine normale Struktur hat oder etwa vermehrt durch Bindegewebe oder blasenartige Veränderungen (so genannte *Zysten*) durchsetzt ist. Gelegentlich gibt sie Hinweise, ob

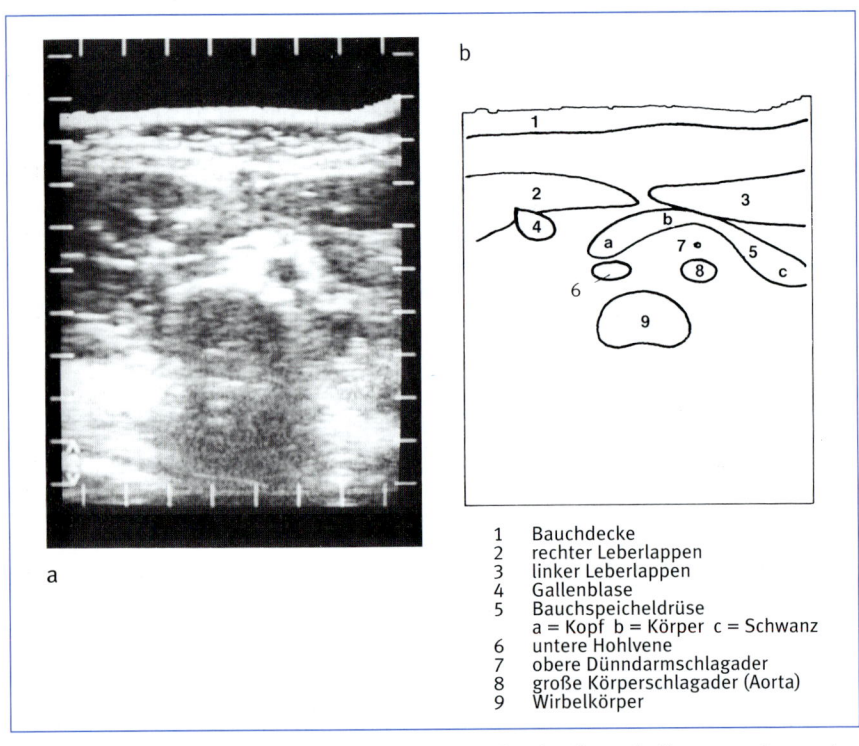

1	Bauchdecke
2	rechter Leberlappen
3	linker Leberlappen
4	Gallenblase
5	Bauchspeicheldrüse
	a = Kopf b = Körper c = Schwanz
6	untere Hohlvene
7	obere Dünndarmschlagader
8	große Körperschlagader (Aorta)
9	Wirbelkörper

Abb. 13: Darstellung der Bauchspeicheldrüse durch Ultraschalluntersuchung des Oberbauches
a Originaldokumentation
b schematische Nachzeichnung mit Benennung der einzelnen dargestellten Organstrukturen (Dr. *Herboth*, Med. Klinik, Klinikum Saarbrücken).

sich krebsartiges Fremdgewebe entwickelt hat. Die Untersuchung kann aber auch zeigen, ob das Organ vergrößert ist, etwa bedingt durch vermehrte Einlagerung von Flüssigkeit als Zeichen einer akuten Entzündung. Zur anfänglichen Hoffnung, mit Ultraschalluntersuchungen frühzeitig bösartige Neubildungen zu erkennen, haben die bisherigen Erfahrungen nicht beigetragen.

> **Tipp** Die Aussagekraft der Untersuchung zur Beurteilung der Bauchspeicheldrüse kann eingeschränkt sein, wenn die Darmschlingen zu viel Luft enthalten. Die Untersuchung muss daher in nüchternem Zustand durchgeführt werden, eventuell muss durch Einnahme entblähender Medikamente die Luft entfernt werden.

Röntgenuntersuchung

Die Röntgenuntersuchung des Pankreas ist in ihrer Aussagefähigkeit begrenzt. Da das Organ eine gleiche Durchlässigkeit für Röntgenstrahlen wie das umgebende Gewebe hat, kann es auch nicht auf entsprechenden Röntgenfilmen abgegrenzt werden. Nur indirekte Zeichen sind verwertbar.

Ist der Pankreaskopf z. B. geschwollen, so kann er den Zwölffingerdarm einengen. Dies wird sichtbar, wenn Röntgenkontrastmittel bei der Passage durch den Zwölffingerdarm am Röntgenschirm verfolgt wird. Die Röntgenuntersuchung kann auch aufdecken, ob sich etwa aufgrund chronisch ablaufender Entzündungsprozesse Kalk in der Drüse abgelagert hat. Mehr aber vermag die einfache Röntgenuntersuchung nicht zu erbringen.

Anders ist dies allerdings, wenn mittels Kathetertechnik z. B. die Blutgefäße oder die Ausführungsgänge mit röntgendichtem Kontrastmittel gefüllt werden.

Im ersten Falle handelt es sich um die so genannte *Angiographie*. Hierbei wird mit einem Katheter in eine u. a. auch das Pankreas speisende Schlagader eingegangen. Nachdem Kontrastmittel gespritzt wurde, kann dieses beim Durchlaufen der einzelnen Gefäßabschnitte in der Bauchspeicheldrüse verfolgt werden. Diese Untersuchung hat häufig eine relativ hohe Aussagekraft.

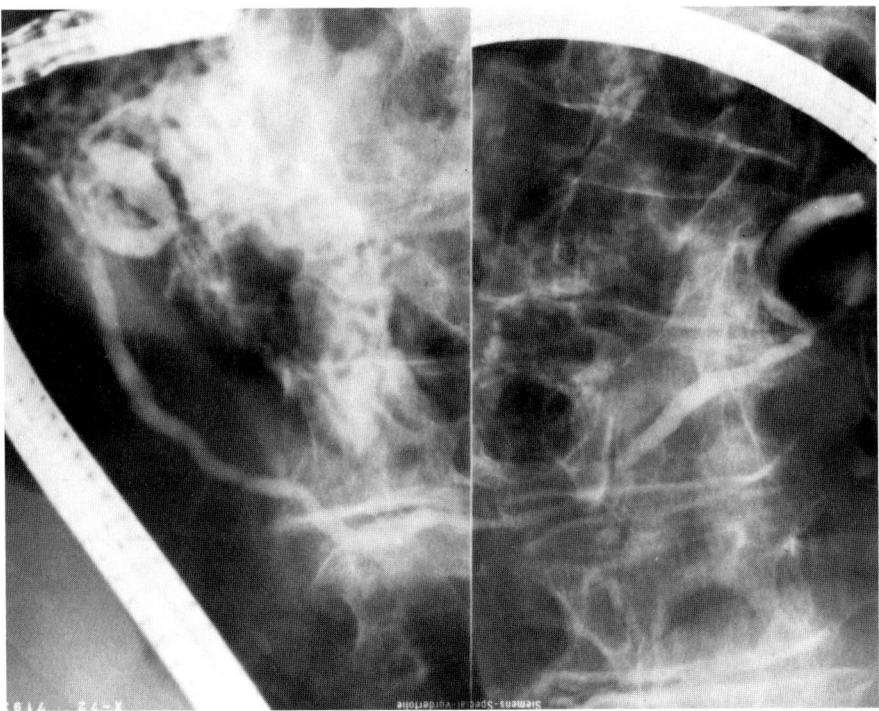

Abb. 14: Röntgenbild des Gangsystems der Bauchspeicheldrüse nach endoskopischer Kanülierung der Vater'schen Papille und nach Injektion von Röntgenkontrastmittel.

Das Einbringen von Röntgenkontrastmittel in die Ausführungsgänge des Pankreas geschieht mittels endoskopischer Techniken, wie wir schon bei der Diagnostik der Gallengänge gesehen haben. Die Untersuchungstechnik unterscheidet sich in nichts von der der Gallengänge. Nur wird hierbei der Katheter auf den Hauptpankreasgang gerichtet. Im medizinischen Sprachgebrauch heißt diese Untersuchung *»endoskopische retrograde Pankreatikographie:* (ERP)« (Abb. 14). Da sich bei dieser Untersuchung häufig nicht nur der Pankreasgang, sondern auch der Gallengang füllt, wird die Untersuchung hauptsächlich als endoskopisch retrograde Cholangiopankreatikographie bezeichnet oder abgekürzt *ERCP*. Mit dieser Methode ist das röntgenologische Sichtbarmachen der Ausführungsgänge des Pankreas fast immer möglich. Aufgrund des Druckes, mit dem das Kontrastmittel eingespritzt wird, aber auch bedingt durch die physika-

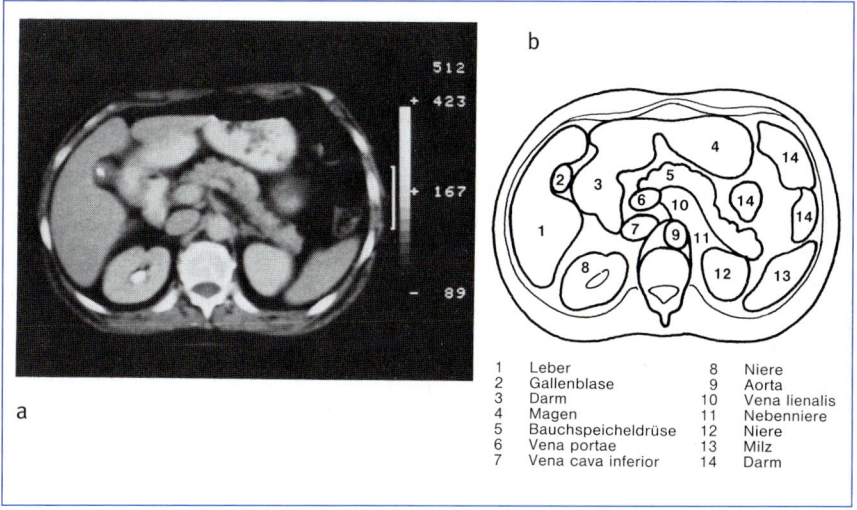

1	Leber	8	Niere
2	Gallenblase	9	Aorta
3	Darm	10	Vena lienalis
4	Magen	11	Nebenniere
5	Bauchspeicheldrüse	12	Niere
6	Vena portae	13	Milz
7	Vena cava inferior	14	Darm

Abb. 15: Darstellung des Pankreas mittels computergesteuerter Röntgenuntersuchung
a Originalaufnahme
b schematisch nachgezeichnete Umrisszeichnung (Frau Dr. *Rzehak*, Klinik für Strahlenheilkunde, Klinikum Saarbrücken).

lische Eigenschaft des Kontrastmittels ist die Gefahr einer durch die Untersuchung ausgelösten Entzündung des Pankreas nicht auszuschließen. Diese Komplikation ist allerdings selten, wenn entsprechende Vorsichtsmaßnahmen eingehalten werden. Dennoch will es wohl überlegt sein, ob dem Patienten zu einer solchen Untersuchung geraten werden soll.

In neuer Zeit bietet die *Computertomographie (CT)*, eine elektronisch ausgewertete Röntgenuntersuchung (Abb. 15), besonders im Fall der sonst kaum zugänglichen Bauchspeicheldrüse eine wesentliche diagnostische Hilfe. Zunehmende Erfahrung in der Beurteilung computertomographisch gewonnener Aufnahmen der Bauchspeicheldrüse sowie verbesserte technische Aufnahmemöglichkeiten und verfeinerte Rechnerprogramme machen es heute möglich, Erkrankungen der Bauchspeicheldrüse in fast allen Feinheiten zu erkennen. Es hat sich eine Entwicklung angebahnt, dass nach orientierender Ultraschalluntersuchung des Pankreas mit den sich daraus ergebenden Fragestellungen eine derart gezielt geplante CT-Untersuchung weitere und meist eingreifende Untersuchungen entbehrlich macht. Außerdem kann der frühzeitige Einsatz der CT-Untersuchung die Zeit bis zur Diagnosefindung um ein Vielfaches verkürzen und gegenüber früher den Betroffenen manche Unbill ersparen.

In diesem Zusammenhang sei auch auf die kernspintomographische Untersuchungstechnik hingewiesen, die hier einen weiteren diagnostischen Fortschritt verspricht.

Szintigraphie

Ähnlich wie bei der Szintigraphie der Leber wird auch von nuklearmedizinischer Seite versucht, das Pankreas darzustellen. Hierzu werden radioaktiv markierte Substanzen verwendet, die sich in den Pankreasdrüsenzellen anreichern und dadurch signalisieren, ob alle Drüsenzellen intakt sind oder Gewebsausfälle bestehen. In ihrer Aussagekraft hat die Methode aber noch nicht überzeugt und gehört nicht zum diagnostischen Standardprogramm.

Laboruntersuchungen

Mit Hilfe der bildgebenden Verfahren lassen sich Veränderungen in der grob- und feingeweblichen Architektur der Bauchspeicheldrüse erkennen. Für die Behandlungsplanung ist es aber wichtig, auch den funktionellen Zustand des Organs zu erkennen. Hierzu eignen sich Laboratoriumsuntersuchungen und Funktionstests. Ist das Pankreas in irgendeiner Weise, etwa durch Entzündungen, so verändert, dass nicht mehr alle einzelnen Drüsenkörperchen Zugang zum ableitenden Gangsystem haben, etwa durch bindegewebige Einengung oder Verschluss kleinerer Ausführungsgänge, so können nach einem starken Reiz die von diesen Zellen produzierten Fermente nicht mehr in den Darm ausgeschieden werden, sondern treten in das Blut über. Dies ist mittels Blutuntersuchungen messbar. So wurde ein Test entwickelt, bei dem das Pankreas durch intravenöse Gabe von die Pankreasfunktion anregenden Hormonen stimuliert wird. Kommt es nach einer solchen Reizung zu einem vermehrten Anstieg von Pankreasfermenten im Blut, so ist das Organ anatomisch nicht mehr voll intakt.

Soll zu weiteren *funktionellen Störungen* der Bauchspeicheldrüse Stellung genommen werden, so bietet sich an, den Pankreassaft in Menge und Zusammensetzung zu untersuchen. Hierzu wird eine spezielle Sonde in den

Zwölffingerdarm gelegt, die es ermöglicht, Pankreassaft für die Analyse im Labor zu gewinnen. Bestimmen lässt sich im Pankreassaft die Menge an Bikarbonat und an einzelnen Enzymen. Sind diese vermindert, bedeutet dies auch eine verminderte Funktion der Drüse.

Weiterhin lässt sich untersuchen, ob die aufgenommene Nahrung in angemessener Weise ausgenutzt wurde. Früher hat man hierzu nach einer Probemahlzeit den Stuhl auf Nahrungsreste untersucht, die normalerweise verdaut werden sollen, so nach Fettbestandteilen und Muskelfasern. Die Untersuchung hat sich aber als unzuverlässig erwiesen und neuere Untersuchungen haben sie abgelöst.

Gängig ist z. B., dem Erkrankten eine bestimmte Menge von Fett anzubieten. Die gegebene Menge sollte unter normalen Bedingungen resorbiert werden. Wird sie daher in hohen Anteilen im Stuhl wiedergefunden, so deutet dies auf eine Schwäche in der exkretorischen, verdauungsaktiven Funktion der Bauchspeicheldrüse hin. Anstelle dieses Belastungstestes kann natürlich auch der Stuhl auf die Menge an Fermentresten untersucht werden, die noch in ihm vorhanden sind. Hierzu eignet sich besonders gut das *Chymotrypsin*. Da wir wissen, wie viel Chymotrypsin im Stuhl eines Gesunden enthalten ist, lässt sich aus der Messung dieses Wertes rückschließen, ob das Pankreas ausreichend funktioniert.

Neben dem Nachweis von Chymotrypsin im Stuhl hat sich zurzeit als bessere Methode die Bestimmung der *Elastase* erwiesen, da sie unabhängig ist von eventueller Einnahme von Pankreaspräparaten.

Die Prüfung der inkretorischen Funktion des Pankreas entspricht weitgehend der Prüfung auf das Vorliegen einer Zuckererkrankung, denn eine Erkrankung der Bauchspeicheldrüse kann auch zu einer Minderung der Insulin produzierenden Inselzellen führen. Wird daher eine bestimmte Menge Zucker von dem Patienten mit einer Flüssigkeit getrunken und erbringen regelmäßig danach erfolgte Blutuntersuchungen, dass dieser Zucker nicht ordnungsgemäß aus dem Blut verschwindet, so muss an eine inkretorische Schwäche des Pankreas gedacht werden.

Tipp Man kann auch direkt die Menge des im Blut kreisenden Insulins und Glukagons untersuchen. Diese Untersuchung ist aber wesentlich aufwendiger und kostspieliger und bringt kaum mehr Informationen als die übliche Zuckerbelastung.

Somit steht eine Reihe von Untersuchungsmöglichkeiten zur Verfügung, um Aufbau und Funktion des Pankreas zu überprüfen. Die Ergebnisse der gezielt eingesetzten Untersuchungsmethoden erlauben fast immer, eine hinreichend zutreffende Diagnose zu stellen.

Mancher Kranke, der sich mit dem Verdacht auf eine Pankreaserkrankung in ärztliche Behandlung begibt, wird sich fragen, warum denn so komplizierte Untersuchungen notwendig sind, während bei vielen anderen Erkrankungen bereits die ärztliche Untersuchung zu einem zufrieden stellenden Ergebnis führt. Deshalb sei nochmals betont, dass das Pankreas leider der direkten Untersuchung nicht zugänglich ist, außer monströse Veränderungen hätten sich in ihm abgespielt, wie etwa die Bildung von Zysten, die bereits durch die Bauchdecke getastet werden können und eine entsprechende Verdachtsdiagnose erlauben. Zudem ist das Beschwerdebild eines an einer Pankreaserkrankung Leidenden nicht immer ganz typisch. Gewisse Extremfälle lassen sich leicht erkennen, wie etwa die akute Pankreatitis oder die weit fortgeschrittene chronische Pankreatitis. Alle übrigen Erkrankungen aber manifestieren sich meist mit uncharakteristischen Oberbauchbeschwerden, die auch auf Erkrankungen anderer Organe dieser Region hinweisen können. Dem kundigen Arzt bietet sich lediglich eine Reihe von Verdachtsmomenten, für deren Beleg er aber die oben angeführten Untersuchungsmethoden benötigt, damit eine sinnvolle Behandlung eingeleitet werden kann.

Erkrankungen der Bauchspeicheldrüse

Entzündungen des Pankreas, entweder akut oder chronisch, bestimmen den Großteil der für die Klinik wichtigen Krankheiten. Allerdings ist die wahre Natur und Ursache der unterschiedlichen Pankreaserkrankungen noch nicht endgültig geklärt. Vielfach wird daran gedacht, dass ein Übertreten von Gallenflüssigkeit in den Pankreasgang zu einer Aktivierung der vom Pankreas abgesonderten Verdauungsfermente führt und damit einer Selbstandauung der Bauchspeicheldrüse Vorschub leistet. Dies ist jedoch noch nicht belegt.

Auch die Einteilung der einzelnen Pankreaserkrankungen ist bei kritischer Betrachtung nicht immer ganz befriedigend. So kann eine akute Pankreatitis durchaus im Verlauf einer chronischen auftreten und eine chronische Pankreatitis kann vorliegen, ohne dass eine akute vorangegangen ist. Die augenblicklich gängige Einteilung stützt sich daher mehr oder weniger auf klinische Erfahrungen.

Dies sind medizinisch-wissenschaftliche Probleme, die den Erkrankten nicht vordergründig interessieren. Er möchte wissen, wie ihm geholfen werden kann, wie weitere Attacken zu verhindern sind und wie sich sein Leben bei bestehender Bauchspeicheldrüsenerkrankung gestalten wird. Diese Gesichtspunkte werden bei der Besprechung der einzelnen Krankheitsbilder berücksichtigt.

Akute Pankreatitis

In der Reihe der gastroenterologischen Erkrankungen einschließlich derer von Leber- und Gallenwegen zählt die *akute Pankreatitis* zur Gruppe der besonders ernsthaften.

Sie äußert sich für den Patienten in einem akuten Ereignis, beginnend mit schweren Schmerzen im Oberbauch, die gürtelförmig in den Rücken ausstrahlen und häufig mit Übelkeit und Erbrechen verbunden sind. Fieber ist ein weiteres häufiges Symptom und etwa die Hälfte der so Erkrankten entwickelt einen Kreislaufschock, weil sich aufgrund der Entzündungen erhebliche Mengen von Flüssigkeit in der Bauchspeicheldrüse angereichert haben. Reaktiv kommt es häufig zu einer Darmlähmung.

Das Beschwerdebild veranlasst meistens eine frühzeitige Inanspruchnahme des Arztes. Dieser wird bei der körperlichen Untersuchung den Patienten in verhältnismäßig schlechter Verfassung vorfinden. Sein Gesicht ist gerötet, der Blutdruck ist niedrig, der Bauch ist gebläht und bei Betasten druckschmerzhaft. Es liegt eine Situation vor, in der rasche Hilfe durch eine Betreuung im Krankenhaus notwendig ist. Der Erkrankte sollte einen entsprechenden Rat im eigenen Interesse befolgen und sich umgehend in klinische Behandlung begeben.

Die durch den Patienten selbst geschilderte Symptomatik und die Aufzeichnung oder Übermittlung des zu Hause/in der Praxis erhobenen ärztlichen Befundes erlauben relativ rasch, an das Vorliegen einer akuten Pankreatitis zu denken. Blutuntersuchungen, die zeigen, dass Pankreasfermente vermehrt im Blut kreisen, sind dann der letztlich belegende Hinweis.

Die nun vorzunehmenden Behandlungsmaßnahmen richten sich zum einen gegen einen zu erwartenden oder bereits eingetretenen Kreislaufschock und tragen zum anderen Sorge, dass das Pankreas funktionell weitgehend ruhig gestellt wird. Die Mittel der Wahl sind eine ausreichende Gabe von Flüssigkeit durch intravenöse Infusionen und absolute Nahrungskarenz. Wir haben zuvor gesehen, dass Nahrungsaufnahme der wirksamste Reiz für das Pankreas ist. Nahrungskarenz stellt das Organ ruhig. Daneben werden selbstverständlich schmerzlindernde Medikamente gegeben.

Wichtig

Zur weiteren Abklärung hinsichtlich Ursache und Schwere des Krankheitsbildes bedarf es einiger von Fall zu Fall unterschiedlicher Untersuchungen, zu denen sich der Erkrankte auch bereit erklären sollte. Sie dienen nämlich nicht nur allein zur Feststellung der akuten Pankreatitis, sondern sicherheitshalber auch zum Ausschluss anderer Erkrankungen, die ein ähnliches Beschwerdebild hervorrufen können.

Betrachtet man zur Frage nach der *Ursache der akuten Pankreatitis* die einschlägige medizinische Literatur, so findet sich eine Liste von Erkrankungen, die mit einer akuten Pankreatitis in Zusammenhang stehen können. Erfahrungsgemäß sind zwei Aspekte am häufigsten:

Einmal kann es sich um die *Begleiterkrankung eines Gallensteinleidens* handeln, wenn nämlich der Stein die gemeinsame Öffnung in den Darm in Höhe der Vater'schen Papille verlegt hat. Hier mag bedeutsam werden, dass Gallensaft, bedingt durch das Hindernis, in die Ausführungsgänge des Pankreas eindringt.

Zum anderen wissen wir, dass *übermäßiger Genuss von Alkohol* zu einer akuten Bauchspeicheldrüsenentzündung führen kann. Es wird daran gedacht, dass Alkohol eine Eindickung des Pankreassaftes verursacht, wodurch eine normale Ausscheidung verhindert und somit ein Rückstau verursacht wird, der ein Platzen der Drüsenknospen bewirkt. Dadurch kann Pankreassaft in das Zwischengewebe der Bauchspeicheldrüse eindringen und dieses dann andauen (d. h. beginnen, es zu verdauen), wodurch ein starker Entzündungsreiz ausgelöst wird.

Es gibt aber auch eine Reihe von *Infektionen*, die mit einer akuten Bauchspeicheldrüsenentzündung einhergehen. Am bekanntesten ist die *Mumpsinfektion*. Sichtbar betrifft sie zwar nur die Ohrspeicheldrüsen. Da aber Ohrspeicheldrüsen und Bauchspeicheldrüse eng verwandt sind, kann auch gleichzeitig das Pankreas erkranken. Für den Kinderarzt und viele Eltern ist dieser Zusammenhang aus Erfahrung bekannt. Gefährlich ist aber diese pankreasbezogene Komplikation einer Kindererkrankung meistens nicht. Auch andere Infektionen können mit einer akuten Pankreatitis einhergehen.

Wir kennen auch akute Pankreatitiden, die bei *Stoffwechselerkrankungen* entstehen, wie etwa bei einer *Überfunktion der Nebenschilddrüse* oder durch *Drogen* und *gefäßbedingte Veränderungen*. Neben den anfangs genannten zwei Hauptursachen, dem Gallensteinleiden und übermäßigen Alkoholgenuss, haben alle anderen aber eine nur untergeordnete Bedeutung. Sie treten begleitend auf, bestimmen aber nicht endgültig das Krankheitsbild.

Die akute Pankreatitis bei Gallensteinleiden wird als Begleitpankreatitis bezeichnet oder als so genannte *chologene Pankreatitis*. Sie wird behandelt durch eine sofortige minimal-invasive internistische Therapie mittels Endoskopie und dadurch möglicher Papillotomie und Steinextraktion. Nur in wenigen Fällen ist sie lebensbedrohlich. Anders ist dies bei der durch übermäßigen Alkoholkonsum ausgelösten akuten Pankreatitis. Wenn auch angeborene Faktoren als Vorbedingungen mit im Spiel sein mögen, so begegnet uns Alkohol – ähnlich wie bei Lebererkrankungen – doch wieder als schädigende Komponente. Hat sich daher keine andere plausible Erklärung für die Ursache einer einmal durchgemachten Pankreatitis gefunden, so wird der behandelnde Arzt raten, *auf Alkohol zu verzichten*. Diese Mahnung muss noch eindringlicher sein als bei den Frühstadien der alkoholischen Leberschädigung. Die alkoholische Leberschädigung ist wohl hauptsächlich abhängig von der Menge des aufgenommenen Alkohols; beim Pankreas dagegen dürfte von Bedeutung sein, *ob* Alkohol aufgenommen wird oder nicht. Somit können für entsprechend Veranlagte bereits geringe Mengen Alkohol eine akute Pankreatitis auslösen.

Chronische Pankreatitis

Unter *chronischer Pankreatitis* verstehen wir eine Entzündung der Bauchspeicheldrüse, die über einen langen Zeitraum im Organ schwelt und es allmählich zerstört. Dabei ist sowohl die exokrine als auch die endokrine Funktion betroffen. Folgen sind mangelnde Ausnutzung der aufgenommenen Nahrung und eine Zuckerkrankheit. Die chronische Pankreatitis ist verbunden mit mehr oder weniger dauerhaft anhaltenden Oberbauchschmerzen; nur bei etwa 5 Prozent der Erkrankten ist dieses Zeichen nicht zu finden.

Hauptursache der chronischen Pankreatitis ist übermäßiger Alkoholkonsum. In Frankreich hatte eine untersuchte Gruppe von Patienten mit chronischer Pankreatitis im Durchschnitt um 180 Gramm Alkohol pro Tag zu sich genommen. Entsprechender Alkoholkonsum muss im Allgemeinen über 6 bis 12 Jahre erfolgen, um die Bauchspeicheldrüse nachhaltig zu schädigen. Alkohol kann die bereits genannte Eindickung des Pankreassekretes bewirken, die Sphinktermuskulatur der Vater'schen Papille zur Kontraktion anregen und als Gift auch die Pankreaszellen direkt treffen.

Neben Alkohol als Anlass für eine chronische Pankreatitis können andere Ursachen verantwortlich sein. Hier wird auch die Überfunktion der Nebenschilddrüse angeführt. Selten können Unterernährung oder unfallbedingte Verletzungen die Ursache sein. Dies sind aber Ausnahmen und nicht die Regel.

Komplikationen nach akuter und chronischer Pankreatitis

Die Komplikationen, die sich nach einer akuten oder chronischen Bauchspeicheldrüsenentzündung entwickeln, sind meistens erklärbar durch gewebliche Veränderungen innerhalb des Organs.

Blutgerinnsel innerhalb der Milzvene und damit Verlegung des venösen Abflusses von Milzvenenblut sind eine relativ häufige Komplikation der akuten Pankreatitis. Dies bewirkt, dass sich nun das arteriell in die Milz einströmende Blut einen neuen Weg suchen muss. Wir wissen, dass venöse Verbindungen zu den Venen der Speiseröhre bestehen. Somit kann als Folge einer akuten Pankreatitis mit einhergehender Milzvenenthrombose ein *Ösophagusvarizenleiden* entstehen. Dieses lässt sich sowohl durch röntgenologische Darstellung der entsprechenden Gefäße erkennen als auch durch die klinischen und laborchemischen Untersuchungen. Patienten, die an einer solchen Komplikation leiden, werden sich einer Operation unterziehen müssen. Dabei wird die Milz entfernt, womit der vermehrte Zufluss zu den Speiseröhrevenen unterbunden wird. Damit schwinden auch die Krampfadern in der Speiseröhre und Blutungen treten nicht mehr auf.

Es können sich weiterhin aufgrund akuter oder chronischer Bauchspeicheldrüsenentzündungen *Zysten* im Organ entwickeln. Diese sind grundsätzlich relativ leicht festzustellen. Gelegentlich können sie durch ihre Ausdehnung den allgemeinen Ausführungsgang der Bauchspeicheldrüse einengen. Dann wird eine operative Entfernung notwendig.

Manchmal aber sind sie zwar feststellbar, aber nicht generell beeinträchtigend. In diesem Fall wird man sie belassen.

Innerhalb der Komplikationen der akuten, aber mehr noch der chronischen Pankreatitis ist der Ausfall der exkretorischen und inkretorischen Funktion von besonderer Bedeutung. Beim Ausfall der exkretorischen Funktion ist die Ausnutzung der Nahrung nicht mehr gewährleistet. Zwei typische Symptome stehen im Vordergrund: Zum einen magert der Patient ab, zum anderen leidet er an Durchfall. Durch bakterielle Zersetzung nimmt die aufgenommene und nicht resorbierte Nahrung einen üblen Geruch an, der Stuhl stinkt, seine Menge steigt und aufgrund seines Fettgehaltes glänzt er und klebt an der Klosettschüssel.

Unabhängig von der Ursache, derentwegen die Bauchspeicheldrüse nicht mehr ordnungsgemäß funktioniert, kann dem Patienten in solchen Fällen geholfen werden. Er muss nämlich nur durch Einnahme von Pankreasfermenten den Mangel an selbst gebildeten entsprechenden Arbeitsstoffen ausgleichen. Die Menge an Kapseln oder Körnern, die ihm sein behandelnder Arzt verschreibt, richtet sich nach der Qualität seines Stuhles. Ist dieser wieder einigermaßen geformt, so wurde die richtige Menge an Fermenten eingenommen. Dem Patienten wird man raten, dass er die Fermente nicht nur vor oder nach der Mahlzeit einnimmt, sondern vor allem während der Nahrungsaufnahme, denn nur dann kommen sie optimal zur Wirkung.

Ist das Pankreas durch chronische Entzündungsprozesse weitgehend zerstört, sind auch die Inselzellen betroffen. Daraus resultiert eine mangelhafte Ausscheidung von Insulin, und der Betroffene wird zum Diabetiker. Ist dies der Fall geworden, so hilft nur, dem Organismus das Hormon Insulin durch Spritzen zugänglich zu machen. Die Menge des benötigten Insulins wird vom Grad der Erkrankung bestimmt.

Neben der akuten und der chronischen Pankreatitis ergibt sich aus der Entwicklung eines *Pankreaskarzinoms* ein wesentlich größeres medizinisches Problem. Die Erfahrung lehrt, dass sich das Pankreaskarzinom sehr schleichend entwickelt. Frühsymptome können sein: Oberbauchbeschwerden mit Ausstrahlung in den Rücken und Schmerzlinderung durch sitzende oder hockende Körperhaltung. Leider manifestiert sich das Pankreaskarzinom häufig erst durch die Symptome der Gangabflussstörung nachgeschalteter Pankreasanteile als akute pankreatitische Reaktion oder allein durch Mittelbauchbeschwerden; in anderen Fällen – z. B. bei Sitz im Pankreaskopfbereich – erst durch Verlegung des Gallenganges und damit dem Auftreten von Ikterus. Die Diagnostik fußt auf den Ergebnissen bildgebender Verfahren wie Ultraschall, Computertomographie oder Kernspintomographie.

Behandlung

Bei Erkrankungen der Bauchspeicheldrüse gibt es im Grunde genommen keine allgemeinen Ratschläge für eine Behandlung. Es wurde erwähnt, dass nicht nur die Menge, sondern allein schon die Tatsache der Alkoholaufnahme für die Bauchspeicheldrüse schädigend sein kann. Hat sich eine akute Pankreatitis entwickelt, entscheidet der Erfolg der klinischen Behandlung über das weitere Schicksal.

Haben sich operativ zu beseitigende Ursachen als auslösend herausgestellt, so muss der Chirurg zu Rate gezogen werden. Bei chronischer Pankreatitis lässt sich durch konservative Maßnahmen, wie etwa die Verordnung von Pankreasfermenten, der Folgezustand relativ gut beherrschen. In manchen Fällen dagegen geht die chronische Pankreatitis mit erheblichen, eventuell dauerhaften Schmerzen einher. Auch hier wird im Allgemeinen der Chirurg hinzugezogen. Letztlich bestimmt der individuell gelagerte Fall das Handeln des Arztes. Meist ist Hilfe für den Erkrankten möglich.

Bei der Diagnose eines Pankreaskarzinoms sollte auf alle Fälle eine chirurgische Behandlung geprüft werden, d. h. die Entfernung des Tumors und eventuell benachbarter beteiligter Organe. Dabei wird häufig auch die Entfernung oberer Darmabschnitte notwendig und gegebenenfalls auch plastische Eingriffe an benachbarten Blutgefäßen. Man wird auch prüfen, ob zur Verhütung von Absiedlungen intraoperativ Bestrahlungsmaßnahmen oder auch postoperativ Chemotherapeutika eingesetzt werden müssen. Erfahrungsgemäß entscheidet über den Behandlungsplan der sich individuell ergebende Befund.

Andere wirkungsvolle Maßnahmen, wie etwa eine physikalische Behandlung oder eine Kurortbehandlung, sind nicht bekannt. Der Pankreaskranke ist daher letztlich weniger gut gestellt als der an einer chronischen Lebererkrankung Leidende. Aber auch wenn die Funktion seiner Bauchspeicheldrüse weitgehend ausgefallen ist, werden ihm Möglichkeiten angeboten werden, diese medikamentös zu ersetzen. Er kann ebenfalls Hilfe erwarten, wenn der chronische Entzündungsprozess ihm

Schmerzen bereitet, die es ihm nicht erlauben, seinen beruflichen und sonstigen täglichen Aktivitäten nachzukommen. Auch in diesen Fällen kann mit Medikamenten oder durch chirurgische Maßnahmen Abhilfe geschaffen werden. Welcher Art sie sind, entscheidet der Einzelfall.

Wie wird therapiert, wenn das Pankreas entfernt wurde (Zustand nach Pankreatektomie)?

Es gibt Krankheitszustände des Pankreas, bei denen dem Betroffenen nur geholfen werden kann, wenn das Organ weitgehend entfernt wird. Diese Situation ergibt sich bei einer fremdgeweblichen Organumwandlung mit bösartigem Charakter und bei narbigen und zystischen Defekten, die zu ständigen Schmerzen und immer wiederkehrenden akuten Entzündungen des Restorgans führen.

Beachte

Es galt früher als nicht mit dem Leben zu vereinbaren, wenn die Bauchspeicheldrüse entfernt ist. Diese Einschätzung kann aber nicht mehr aufrechterhalten werden. Moderne Arzneimittel erlauben es, die nach Bauchspeicheldrüsenentfernung auftretende Verdauungsstörung durch Zufuhr von Verdauungsfermenten in Form von Kapseln oder Körnern auszugleichen. Die verlorene Funktion des Pankreas für den Zuckerstoffwechsel lässt sich durch Zufuhr von Insulin gut ausgleichen.

Für die durch die Operation zu erreichende Beschwerdefreiheit zahlt der Betroffene mit einer selber zu handhabenden Lebensführung, die aber leicht zu erlernen ist. Zusammen mit seinem betreuenden Arzt und auch durch die Hilfe gleichartig Betroffener lernt der Pankreatektomierte, sich seinen neuen körperlichen Gegebenheiten anzupassen, um bald wieder entsprechend seinen normalen sozialen Gegebenheiten agieren zu können.

Pankreastransplantation

Ist durch eine prinzipiell gutartige Pankreaserkrankung das Organ zerstört und insgesamt nicht mehr funktionsfähig und hat dadurch eine schwer zu behandelnde Zuckerstoffwechselstörung an Bedeutung gewonnen, kann auch eine *Pankreastransplantation* in Erwägung gezogen werden. Die klassische Indikation für eine Pankreastransplantation ist aber der *Diabetes mellitus Typ 1* mit Zerstörung der Inselorgane, insbesondere dann, wenn er zu nicht mehr behandelbaren Störungen der Nierenfunktion geführt hat. Dann wird durch kombinierte Nieren- und Pankreastransplantation versucht, das Krankheitsbild zu beenden. In jedem Fall sollte hier ein kompetentes Zentrum zur Meinungsbildung hinsichtlich der weiteren Behandlungsplanung eingeschaltet werden.

Diätetik – Ernährungsvorschläge

Erkrankungen der Leber, des Gallenwegsystems und der Bauchspeicheldrüse sind neben anderen Erkrankungen Ziel für diätetische Empfehlungen. Diese Empfehlungen mögen in besonderen Fällen richtig sein, häufig aber haben wissenschaftlich fundierte Untersuchungen ergeben, dass sie nutzlos, möglicherweise auch im Sinne einer Fehlernährung unzuträglich sind. In dem Zusammenhang möchte ich nochmals auf dieses Problem eingehen.

Diät bei Lebererkrankungen

Es gilt heute als erwiesen, dass bei *akuter und chronischer Hepatitis* und bei anderen Lebererkrankungen, mit Ausnahme der Leberzirrhose, diätetische Maßnahmen im Sinne einer so genannten »Leberschonkost« den Verlauf der Erkrankung nicht günstig beeinflussen und eher durch Einseitigkeit der Ernährung zu einer Mangelernährung des Erkrankten beitragen. Des Weiteren schränken nutzlose Diätempfehlungen die Lebensqualität des Erkrankten grundlos ein und strikte Diäten sind schwierig in das gemeinsame familiäre Essen zu integrieren. Nach gültiger, wissenschaftlich erwiesener Grundlage ist der Leberkranke – mit Ausnahme von Leberzirrhose – *an keinerlei Beschränkungen gebunden* und darf die Kostform wählen, die seinen Wünschen und Verträglichkeiten entspricht.

> **Beachte**
>
> Die moderne Diätetik empfiehlt den Leberkranken eine Kost, die gemäß den Richtlinien der Deutschen Gesellschaft für Ernährung (DGE; Adresse s. S. 179) den Bedarf an notwendigen Nährstoffen deckt und wichtige ernährungsbezogene Präventivmaßnahmen berücksichtigt. Es gilt das Schlagwort der *»wohl ausgewogenen Ernährung«.*

Diät bei Leberzirrhose

Bei fortgeschrittener Lebererkrankung, die das Stadium der Leberzirrhose erreicht hat, sind diätetische Einschränkungen *notwendig*. Die generelle Empfehlung lässt sich zusammenfassen:

kochsalzarme Diät unter Beachtung der persönlichen Eiweißtoleranz.

Diese Empfehlung soll nun begründet werden:

Einschränkung der täglichen Kochsalzaufnahme: Sie beugt der Entwicklung der Bauchwassersucht (= Aszites) vor. Der betroffene Patient muss erkennen, dass bei einem zirrhotischen Umbau der Leber die Fähigkeit, überschüssig aufgenommenes Kochsalz wieder auszuscheiden, gestört ist und dass im Überschuss vom Körper einbehaltenes Kochsalz durch Wasser gebunden wird. Dies äußert sich in Aszites, Wasseransammlungen im Brustfellraum und im Gewebe der Unterschenkel und der Füße.

Einschränkung der täglichen Eiweißmenge: Sie ist notwendig, um Schädigungen des Gehirns zu verhindern, die sich in Konzentrationsverlust, Schläfrigkeit und eventuell Koma äußern. Je nach Stadium der Leberzirrhose im Rahmen des Krankheitsfortschrittes grenzt sich die täglich erlaubte Eiweißmenge ein. Sie ist messbar. Es ergeben sich Diätempfehlungen mit 30 oder 40 Gramm Eiweißzufuhr pro Tag. Zum Vergleich: Ein gesunder Mensch mit 70 Kilogramm Körpergewicht darf etwa 60 Gramm Eiweiß pro Tag aufnehmen, in der Realität sind es jedoch weit mehr. Die Umsetzung dieser Empfehlungen in die Praxis der täglichen Küche mögen nicht einfach erscheinen. Hinweise in einem späteren Abschnitt (s. S. 159 ff.) sollen Beispiele geben, dass auch eingeschränkte Kostformen eine schmackhafte, ausgeglichene Ernährung möglich machen.

Diät bei Gallenerkrankungen

Diätetische Empfehlungen bei Patienten mit Gallenerkrankungen sind allgemein nur dann angezeigt, wenn *Gallenblasensteine* festgestellt wurden oder sich nicht lösende Steine in den Hauptgallengängen zum Hindernis werden, also bei *Gallensteinleiden.* Wir wissen, dass der stärkste ernährungsbedingte Reiz auf das Gallenwegsystem eine fettreiche Mahlzeit ist, welche Mittlersubstanzen freisetzt, die zu einer vermehrten Produktion von Galle und zu einer Kontraktion der Gallenblase führen. Bei gestörten Abflussverhältnissen für entweder mehr gebildete oder mehr auszuscheidende Galle muss sich der Druck in den Gallenwegen erhöhen, was zu Schmerzen oder Koliken führen kann.

Trotz dieser einleuchtenden Zusammenhänge ist aber noch nicht erwiesen, ob der weitgehende Verzicht auf Fett in der Nahrung sich positiv auf das Beschwerdebild auswirkt. Somit gibt es heute *keine Gallediät, die wis-*

senschaftlich erprobt und deswegen anzuraten ist. Zu empfehlen ist eine **leichte Normalkost**. Die *»Deutsche Arbeitsgemeinschaft für Ernährung und Diätetik«* versteht darunter, dass solche Nahrungsmittel gemieden werden sollen, die bei mehr als 5 Prozent der Patienten Unverträglichkeiten auslösen.

Patienten, bei denen durch Gabe von *Cheno- und Ursodeoxycholsäure* eine Auflösung von Cholesterinsteinen durchgeführt wird, sollten darauf achten, dass der tägliche Cholesterinverzehr 100 mg nicht überschreitet. Auf jeden Fall nach erfolgter Steinauflösung – aber insgesamt auch immer – zu empfehlen ist eine ballaststoffreiche Ernährung, da diese u. a. die Bildung neuer Cholesteringallensteine verhindert.

Diät bei Bauchspeicheldrüsenerkrankungen

Ein wesentliches Ziel der Behandlung der akuten Pankreatitis ist die Ruhigstellung des erkrankten Organs, soweit es die Produktion von Pankreassaft betrifft. Dies ist diätetisch durch *Nahrungskarenz* sowohl in fester als auch flüssiger Form möglich. Es wird daher in der ersten akuten Phase ein intravenöser Flüssigkeitsersatz mit entsprechender Bilanzierung der Blutsalze durchgeführt. Die normale Ernährung wird nach Besserung der Situation stufenweise über Tee, Tee und Zwieback, Breikost, Schonkost allmählich wieder aufgebaut. Die einzelnen Stufen werden ärztlicherseits bestimmt, abhängig vom jeweiligen Zustand des Patienten und von der Aktivität der Entzündung.

> **Ziel einer Diät ist:**
> - das Fortschreiten der Erkrankung zu verhindern und/oder
> - den Ausfall an Verdauungsfunktion durch ausreichende Nahrungsverwertung auszugleichen.

Zu diesen Vorgaben ist zu sagen, dass es keine Diätform gibt, die das Fortschreiten einer chronischen Pankreatitis verhindern kann. Diätetische Maßnahmen beschränken sich daher auf Ernährungsempfehlungen, die sich in ihrer Art an den individuellen Gegebenheiten orientieren. In der täglichen Praxis und unter Berücksichtigung der bei chronischer Pankreatitis zuerst eintretenden mangelnden Verwertung von Nahrungsfett wird bei Fettstühlen trotz ausreichender Einnahme von Pankreasfermentpräparaten die Nahrungsfettmenge reduziert. Sinkt die verträgliche Fettzufuhr unter das Maß von 40 Prozent der täglichen Energiemenge, so kann ein teilweiser Ersatz des Nahrungsfettes durch Fette mittelkettiger Fettsäuren (MCT) in der Ernährung notwendig werden. MCT ist in Form von Öl und spezieller Margarine im Handel zu finden. Bei gestörter Fettverwertung kann es zu einem Mangel von den nur in Fett gelöst aufzunehmenden Vitaminen (Vitamin A, D, E, K) kommen. Es werden daher unter Umständen Vitamininjektionen notwendig.

Eine *grundsätzliche diätetische Maßnahme* ist der absolute *Verzicht auf Alkohol*, der häufig für die Entstehung bzw. Fortentwicklung einer Pankreatitis verantwortlich ist.

Es gibt bei chronischer Pankreatitis keine allgemein anzuwendende diätetische Kostform, wohl aber die diätetische Empfehlung, den Fettanteil der Nahrung so weit den individuellen Restfunktionen des Pankreas anzupassen, dass Beschwerden aus dem Darm durch nicht verwertete Speisen vermieden werden.

Ernährungsberatung

Auf den vorangegangenen Seiten wurden diätetische Probleme aufgezeigt, die sich zwangsweise ergeben. Es wurden Rahmenbedingungen vorgestellt und Hilfen zum Verständnis ärztlich empfohlener Maßnahmen. Damit muss aber der Betroffene seine diätetischen Bedürfnisse selber regeln.

Im ärztlichen Alltag sind diese Probleme häufig, aber in ihrer detaillierten Lösung nicht unbedingte Aufgabe. Es erscheint sinnvoll, dass der Arzt die Rahmenbedingungen einer diätetischen Behandlung mit dem Betroffenen bespricht und Hinweise gibt, wo praktischer Rat respektive Unterweisung in der praktischen Zubereitung einer empfohlenen Diät zu bekommen ist. In den meisten Krankenhäusern gibt es gut ausgebildete Diätassistent/innen, Ernährungswissenschaftler/innen oder Ernährungsberater/innen, die bei den praktischen Belangen der Diät weiterhelfen können. Auch niedergelassene Ärzte arbeiten mit Fachkräften auf dem Gebiet der Ernährung zusammen.

Anlaufstelle für eine angepasste diätetische Beratung sind z. B. die ärztlichen Repräsentanten der »Deutschen Gesellschaft für Ernährung«. Man findet Zugang zu ihnen über den Hinweis des behandelnden Arztes. Ein

Rezept des Hausarztes zu den Rahmenbedingungen einer diätetischen Maßnahme erleichtert den Ablauf des Empfehlungsgespräches. Es ist auch sinnvoll, zur Beratung den Partner mitzunehmen, der die Küche bestellt.

Speisepläne für Leberzirrhosepatienten mit Neigung zu Bauchwassersucht*

Für Kranke mit einer *Leberzirrhose* und Neigung zu *Bauchwassersucht* gilt das Gebot, eine *kochsalzarme Diät* einzuhalten. Dies ist Voraussetzung für die Wirkung der vom Arzt verordneten Medikamente.

Für den Patienten bedeutet dies, dass er jedes Nachsalzen seiner Speisen vermeiden und auch solche Nahrungsmittel nicht zu sich nehmen soll, die viel Kochsalz enthalten. Ein großer Teil unserer Grundnahrungsmittel ist durch seine Zubereitung reich an Kochsalz, wie z.B. Brot, Konserven und Wurstwaren, aber auch Mineralwässer (s. S. 174 f.). Es besteht aber die Möglichkeit, salzarme Nahrungsmittel in Reformhäusern zu erhalten.

Kochsalzarme Kost

Da die Zubereitung einer kochsalzarmen Diät für den Ungeübten und mit dem Kochsalzgehalt der Nahrungsmittel nicht Vertrauten schwierig ist, soll auf den folgenden Seiten ein Kostplan wiedergegeben werden, der diese Anforderungen erfüllt. Es sei in diesem Zusammenhang darauf hingewiesen, dass Kostpläne dieser Art nicht immer die Geschmacksrichtungen jedes Kranken treffen können. Er kann aber die eine oder andere Speise austauschen. Andererseits geben diese Kostpläne eine gute Übersicht, nach welchen Prinzipien die Zubereitung erfolgen soll.

Die Kost wurde leicht verträglich gehalten und enthält neben 1,2 Gramm Kochsalz ca. 100 Gramm Eiweiß, 200 Gramm Kohlenhydrate und 100 Gramm Fett. Der Kalorienwert dieser Vorschläge beträgt etwa 2200 Kilokalorien (ca. 9200 Kilojoule) pro Tag.

---

* maßgeblich erstellt durch die Diätassistentinnen der Saarbrücker Winterbergkliniken, Frau J. Greven und Frau H. Simon

● **Kost bei Neigung zu Bauchwassersucht**

1. Vorschlag	Gehalt an Natrium (mg)	Kilo- kalorien	Kilo- joule
1. Frühstück			
Tee	–	–	–
80 g Roggenbrot	176,0	182	762
20 g Butter	2,0	143	599
70 g Ei (1 Stück)	95,0	113	473
2. Frühstück			
200 g Orange	0,6	98	410
Mittagessen			
150 g Kalbsgulasch	135,0	285	1183
200 g Kohlrabigemüse	20,0	58	243
150 g Kartoffeln	6,0	114	477
50 g Kopfsalat	10,0	7	29
200 g Pfirsichkompott	–	156	653
nachmittags			
Tee	–	–	–
50 g Weißbrot	192,5	127	532
10 g Butter	1,0	72	301
30 g Marmelade	4,8	82	343
Abendessen			
Tee	–	–	–
100 g Hähnchenschenkel (kalt)	83,0	138	578
120 g Quark (mager)	43,2	103	431
50 g Mischbrot	210,0	120	502
20 g Butter	2,0	143	599
100 g Blumenkohlsalat	16,0	27	113
100 g Mandarinen	2,0	46	193
zur Zubereitung (pro Tag):			
30 g Kochfett (Margarine)	31,2	210	879
20 g Öl (für Salate)	–	177	741
20 g Mehl (zum Andicken)	0,2	73	306
gesamt:	1035,0	2474	10357

● **Kost bei Neigung zu Bauchwassersucht**

2. Vorschlag	Gehalt an Natrium (mg)	Kilo-kalorien	Kilo-joule
1. Frühstück			
Tee	–	–	–
80 g Mischbrot	336,0	192	804
20 g Butter	2,0	143	599
70 g Ei (1 Stück)	95,0	113	473
2. Frühstück			
150 g Ananaskompott	1,5	111	465
Mittagessen			
150 g Rindsroulade	76,5	183	766
50 g Nudeln	2,5	185	775
100 g Möhrengemüse	50,0	50	167
50 g Kopfsalat	6,0	7	29
nachmittags			
Tee	–	–	–
50 g Weißbrot	192,5	127	532
10 g Butter	1,0	72	301
30 g Marmelade	4,8	82	343
Abendessen			
100 g Beefsteak (Kalb)	90,0	164	687
120 ml Sauermilch	106,0	68	285
50 g Mischbrot	210,0	120	502
50 g Feldsalat	2,0	9	38
100 g Mandarinen	2,0	46	193
20 g Butter	2,0	143	599
zur Zubereitung (pro Tag):			
30 g Kochfett (Margarine)	31,2	210	879
20 g Öl (für Salate)	–	177	741
20 g Mehl (zum Andicken)	0,2	73	306
gesamt:	1211,2	2265	9484

● **Kost bei Neigung zu Bauchwassersucht**

3. Vorschlag	Gehalt an Natrium (mg)	Kilo-kalorien	Kilo-joule
1. Frühstück			
Tee	–	–	–
80 g Mischbrot	336,0	192	804
20 g Butter	2,0	143	599
70 g Ei (1 Stück)	95,0	113	473
2. Frühstück			
200 g Apfel	2,0	116	486
Mittagessen			
150 g Zunge (Kalb)	126,0	195	816
50 g Reis	3,0	181	758
100 g Tomatensalat	3,0	22	92
50 g Kopfsalat	6,0	7	29
150 g Birnenkompott	3,0	114	477
nachmittags			
Tee	–	–	–
50 g Weißbrot	192,5	127	532
10 g Butter	1,0	72	301
30 g Marmelade	4,8	82	343
Abendessen			
100 g Kalbsbraten (kalt)	903,0	164	687
100 g Joghurt (natur)	62,0	71	297
50 g Mischbrot	210,0	120	502
20 g Butter	2,0	143	599
150 g Bohnensalat	2,6	48	201
200 g Orange	0,6	98	410
zur Zubereitung (pro Tag):			
30 g Kochfett (Margarine)	31,2	210	879
20 g Öl (für Salate)	–	177	741
20 g Mehl (zum Andicken)	0,2	73	306
gesamt:	1172,9	2468	10332

● **Kost bei Neigung zu Bauchwassersucht**

4. Vorschlag	Gehalt an Natrium (mg)	Kilo-kalorien	Kilo-joule
1. Frühstück			
Tee	–	–	–
100 g Mischbrot	420,0	240	1005
20 g Butter	2,0	143	599
70 g Ei (1 Stück)	95,0	113	473
2. Frühstück			
150 g Erdbeeren	1,5	56	234
Mittagessen			
150 g Putenkeule	124,5	207	867
150 g Kartoffeln	4,5	114	477
100 g Möhren	50,0	40	167
20 g Erbsen (Mischgemüse)	0,4	17	71
50 g Blumenkohl	8,0	14	59
50 g Kopfsalat	6,0	7	29
200 g Grapefruit	4,0	78	327
nachmittags			
Tee	–	–	–
50 g Mischbrot	210,0	120	502
10 g Butter	1,0	72	301
30 g Marmelade	4,8	82	343
Abendessen			
150 g Rindfleischsalat	76,5	183	766
20 g Essiggurke	1,0	3	13
20 g Butter	2,0	143	599
50 g Tomate	1,5	11	46
200 g Orange	0,6	98	410
50 g Mischbrot	210,0	120	502
zur Zubereitung (pro Tag):			
30 g Kochfett (Margarine)	31,2	210	879
20 g Öl (für Salate)	–	177	741
20 g Mehl (zum Andicken)	0,2	73	306
gesamt:	1254,7	2321	9716

● **Kost bei Neigung zu Bauchwassersucht**

5. Vorschlag	Gehalt an Natrium (mg)	Kilo-kalorien	Kilo-joule
1. Frühstück			
Tee	–	–	–
80 g Roggenbrot	176,0	182	762
20 g Butter	2,0	143	599
70 g Ei (1 Stück)	95,0	113	473
2. Frühstück			
200 g Aprikosenkompott	4,0	172	720
Mittagessen			
150 g Kalbfleisch	135,0	285	1193
150 g Kartoffeln	4,5	114	477
150 g Chicoréesalat	6,0	24	100
150 g Champignons (frisch)	7,5	33	138
150 g Himbeerkompott	4,5	86	360
nachmittags			
Tee	–	–	–
50 g Mischbrot	210,0	120	502
20 g Butter	2,0	143	599
30 g Marmelade	4,8	82	343
Abendessen			
100 g Roastbeef	70,0	243	1017
70 g Ei, gekocht (1 Stück)	95,0	113	473
50 g Kressesalat	7,0	16	67
50 g Mischbrot	210,0	120	502
20 g Butter	2,0	143	599
150 g Banane	1,5	128	536
zur Zubereitung (pro Tag):			
30 g Kochfett (Margarine)	31,2	210	879
20 g Öl (für Salate)	–	177	741
20 g Mehl (zum Andicken)	0,2	73	306
gesamt:	1068,2	2720	11386

● **Kost bei Neigung zur Bauchwassersucht**

6. Vorschlag	Gehalt an Natrium (mg)	Kilo-kalorien	Kilo-joule
1. Frühstück			
Tee	–	–	–
80 g Roggenbrot	176,0	182	762
20 g Butter	2,0	143	599
70 g Ei (1 Stück)	95,0	113	473
2. Frühstück			
150 g Heidelbeerkompott	1,5	93	389
Mittagessen			
150 g Siedfleisch	102,0	294	1231
150 g Kartoffeln	4,5	114	477
150 g Kohlrabigemüse	15,0	44	184
200 g Apfelmus	0,6	182	762
nachmittags			
Tee	–	–	–
50 g Weißbrot	192,5	127	532
15 g Butter	1,5	108	452
30 g Marmelade	2,1	91	381
Abendessen			
200 g Milch	150,0	128	536
50 g Reis	3,0	181	758
100 g Quark (mager), Auflauf	36,0	86	360
30 g Zucker	–	116	486
70 g Ei (1 Stück)	95,0	113	473
150 g Aprikosenkompott	3,0	129	540
200 g Grapefruit	4,0	78	327
zur Zubereitung (pro Tag):			
30 g Kochfett (Margarine)	31,2	210	879
20 g Mehl (zum Andicken)	0,2	73	306
gesamt:	820,1	2492	10434

● **Kost bei Neigung zu Bauchwassersucht**

7. Vorschlag	Gehalt an Natrium (mg)	Kilo-kalorien	Kilo-joule
1. Frühstück			
Tee	–	–	–
100 g Mischbrot	420,0	240	1005
20 g Butter	2,0	143	599
70 g Ei (1 Stück)	95,0	113	473
2. Frühstück			
200 g Banane (1 Stück)	2,0	170	712
Mittagessen			
150 g Kalbfleisch	135,0	285	1193
100 g Spaghetti	5,0	369	1545
150 g Chicoréegemüse	6,0	24	100
100 g Joghurt	62,0	71	297
100 g Himbeeren	3,0	57	239
nachmittags			
Tee	–	–	–
50 g Mischbrot	210,0	120	502
10 g Butter	1,0	72	301
30 g Marmelade	4,8	82	343
Abendessen			
200 g Quark (mager)	72,0	172	720
60 g Kresse	8,4	19	80
150 g Pellkartoffeln	4,5	114	477
20 g Butter	2,0	143	599
50 g Tomate	1,5	11	46
200 g Pfirsichkompott	10,0	156	653
zur Zubereitung (pro Tag):			
30 g Kochfett (Margarine)	31,2	210	879
20 g Mehl (zum Andicken)	0,2	73	306
gesamt:	1075,6	2644	11069

Eiweißbeschränkte Kost

Auf S. 86 wurde besprochen, dass bei bestimmten Stadien der *Leberzirrhose* eine *Eiweißunverträglichkeit* bestehen kann, die es erforderlich macht, den Eiweißgehalt der Nahrung einzuschränken. Damit wird Vergiftungserscheinungen durch ungenügend entgiftete Eiweißbruchstücke vorgebeugt oder es werden bereits bestehende Symptome dieser Störung günstig beeinflusst.

Je nach Schwere der Erscheinungen wird eine Diät mit 30 oder 40 Gramm Eiweiß pro Tag notwendig werden. Aus Erfahrung hat sich gezeigt, dass Milch- und Eiereiweiß am besten verträglich sind, Fischeiweiß und Käse dagegen schlecht vertragen werden. In den folgenden Spezialdiäten wurde dies berücksichtigt. Das empfohlene eiweißarme Brot ist in Reformhäusern, aber auch in manchen Bäckereien erhältlich.

● **Eiweißbeschränkte Kost**   ▶ **30 g Eiweiß pro Tag**

1. Vorschlag	Gehalt an Eiweiß (g)	Kilo-kalorien	Kilo-joule
1. Frühstück			
Tee	–	–	–
100 g eiweißarmes Brot	1,1	224	938
20 g Butter	0,1	143	599
30 g Marmelade	0,2	82	343
2. Frühstück			
100 g Erdbeerkompott	0,7	37	155
Mittagessen			
60 g Nudeln	7,8	221	925
100 g Spargelgemüse	2,1	21	88
80 g Tomate (für Tomatensauce)	0,9	18	75
50 g Quark (mager), Quarkspeise	8,6	43	180
50 g Pfirsich	0,3	23	96
nachmittags			
150 g Johannisbeersaft (schwarz)	1,5	93	389
Abendessen			
300 g Gemüsebrühe	–	–	–
15 g Grieß	1,6	54	226
30 g Möhren	0,3	12	50
50 g eiweißarmes Brot	0,6	112	469
20 g Tartex	1,6	48	201
10 g Butter	0,1	72	301
200 g Mandarinenkompott	1,6	92	385
zum Anrichten (pro Tag):			
50 g Margarine als Tagesfett	0,3	349	1461
10 g Mehl (zum Andicken)	1,2	36	151
80 g Zucker	–	308	1290
gesamt (ca.):	30,6	1988	8322

● **Eiweißbeschränkte Kost**   **30 g Eiweiß pro Tag**

2. Vorschlag	Gehalt an Eiweiß (g)	Kilo-kalorien	Kilo-joule
1. Frühstück			
Tee	–	–	–
100 g eiweißarmes Brot	1,1	224	938
20 g Butter	0,1	143	599
30 g Marmelade	0,2	82	343
2. Frühstück			
200 g Grapefruit	1,2	78	327
Mittagessen			
150 g Kartoffeln	3,2	114	477
150 g Möhren	1,7	60	251
50 g Blumenkohl-Mischgemüse	1,3	14	59
20 g Erbsen	1,3	17	71
150 g Birnenkompott	0,8	92	385
nachmittags			
200 g Orange	2,0	98	410
Abendessen			
50 g Reis	3,4	181	758
150 g Himbeeren/Obsteis	1,8	86	360.
50 g eiweißarmes Brot	0,6	112	469
50 g Magerquark mit	8,6	43	180
10 g Petersilie	0,4	5	21
10 g Butter	0,1	72	301
200 g Apfelmus aus der Dose	0,4	182	762
zum Anrichten (pro Tag):			
40 g Margarine als Tagesfett	0,2	279	1168
10 g Mehl (zum Andicken)	1,2	36	151
70 g Zucker	–	270	1130
gesamt:	29,6	2188	9160

● **Eiweißbeschränkte Kost**　　　　　　　　　　　**30 g Eiweiß pro Tag**

3. Vorschlag	Gehalt an Eiweiß (g)	Kilo-kalorien	Kilo-joule
1. Frühstück			
Tee	–	–	–
100 g eiweißarmes Brot	1,1	224	938
20 g Butter	0,1	143	599
30 g Marmelade	0,2	82	343
2. Frühstück			
100 g Mandarinen	0,8	46	193
Mittagessen			
150 g roh gedämpfte Kartoffeln	3,2	114	477
150 g Spinat	4,8	39	163
150 g Möhrengemüse	1,7	60	251
100 g Apfel/gedünsteter Apfel	0,3	58	243
20 g Marmelade	0,1	54	266
nachmittags			
50 g Magerquark	8,6	43	180
100 g Heidelbeeren	0,7	63	260
Abendessen			
150 g Kartoffeln	3,2	114	477
50 g Möhren/Kartoffelsuppe	0,6	20	84
50 g Sellerie	0,9	20	84
50 g eiweißarmes Brot	0,6	112	469
10 g Butter	0,1	72	301
10 g Tartex	0,8	24	100
150 g Ananaskompott	0,5	111	465
zum Anrichten (pro Tag):			
40 g Margarine als Tagesfett	0,2	279	1168
20 g Mehl (zum Andicken)	2,4	73	306
70 g Zucker	–	270	1130
gesamt:	30,9	2020	8457

● **Eiweißbeschränkte Kost**   ▶ **40 g Eiweiß pro Tag**

1. Vorschlag	Gehalt an Eiweiß (g)	Kilo-kalorien	Kilo-joule
1. Frühstück			
Tee	–	–	–
80 g Brötchen	5,4	215	900
20 g Butter	0,1	143	599
30 g Marmelade	0,2	82	343
2. Frühstück			
200 g Apfelsaft	0,2	94	394
Mittagessen			
50 g Ei (Eistich/Sauce)	6,4	81	339
150 g Kartoffeln (Kartoffelbrei)	3,2	114	477
50 g Milch	1,6	32	134
200 g Spinat	6,4	52	218
50 g Joghurt (Joghurtcreme)	2,4	35	147
100 g Himbeeren	1,2	57	239
nachmittags			
100 g Pfirsichkompott	0,4	78	327
Abendessen			
100 g Tomate (Tomatensuppe)	1,1	22	92
20 g Reis	1,3	72	301
40 g Weißbrot	3,3	101	423
10 g Butter	0,1	72	301
10 g Tartex	0,8	24	100
200 ml Johannisbeersaft (schwarz)	2,0	124	519
150 g Ananaskompott			
zum Anrichten (pro Tag):			
40 g Margarine als Tagesfett	0,2	279	1168
30 g Mehl (zum Andicken)	3,6	109	456
50 g Zucker	–	193	808
gesamt:	39,9	1979	8285

● **Eiweißbeschränkte Kost**   **40 g Eiweiß pro Tag**

2. Vorschlag	Gehalt an Eiweiß (g)	Kilo-kalorien	Kilo-joule
1. Frühstück			
Tee	–	–	–
80 g Weißbrot	6,6	202	846
20 g Butter	0,1	143	599
30 g Honig	0,1	91	381
2. Frühstück			
100 g Mandarinen	0,8	46	193
Mittagessen			
70 g Ei (1 Stück)	9,0	113	473
20 g Eiklar/Omelette	2,2	10	42
5 g Mondamin	0,4	19	80
100 g Spargel als Füllung	2,1	21	88
100 g Erdbeeren mit	1,0	56	234
20 g Sahne	0,4	58	243
nachmittags			
Tee	–	–	–
40 g Hörnchen	2,7	108	452
Abendessen			
150 g Pellkartoffeln	3,2	114	477
20 g Butter	0,1	143	599
50 g Magerquark mit	8,6	43	180
20 g Gartenkresse	0,5	7	29
50 g Tomate	0,6	11	46
150 g Birnenkompott	0,8	92	385
zum Anrichten (pro Tag):			
50 g Margarine als Tagesfett	0,3	349	1461
50 g Zucker	–	193	808
gesamt (ca.):	39,5	1819	7616

● **Eiweißbeschränkte Kost**   **40 g Eiweiß pro Tag**

3. Vorschlag	Gehalt an Eiweiß (g)	Kilo-kalorien	Kilo-joule
1. Frühstück			
Tee	–	–	–
80 g Weißbrottoast	6,6	202	846
20 g Butter	0,1	143	599
30 g Marmelade	0,1	91	381
2. Frühstück			
150 g Ananaskompott	0,5	111	465
Mittagessen			
150 g Kartoffeln	3,2	114	477
150 g Blumenkohl, nach polnischer			
Art zubereitet	4,0	41	172
70 g Ei, gekocht (1 Stück)	9,0	113	473
10 g Semmelbrösel	0,7	27	113
10 g Petersilie	0,4	5	21
100 g Apfel (Bratapfel)	0,3	58	243
30 g Marmelade	0,2	82	343
nachmittags			
200 g Traubensaft	0,4	132	553
Abendessen			
50 g Reis (roh)/Gemüsereis	3,4	181	758
30 g Erbsen	1,9	25	105
20 g Tartex als Sauce	1,6	48	201
100 g Chicorée, gedünstet	1,3	16	67
200 g Banane	2,2	170	712
zum Anrichten (pro Tag):			
50 g Margarine als Tagesfett	0,3	349	1461
10 g Mehl (zum Andicken)	1,2	36	151
30 g Zucker	–	116	486
gesamt:	37,4	2060	8627

● **Natriumgehalt von Mineralwässern**

	Na^+ (mg/l)
Dürkheimer Maxquelle	4593
Nürtinger Heinrichsquelle	3395
Tölzer Adelheidquelle	2326
Vichy (Grand-Grille)	1875
Vichy (Celstins)	1330
Überkinger Adelheidquelle	977
Heppinger Heilwasser (Stilles Wasser)	780
Emser Kränchen	756
Godesberger Fürstenquelle	615
Fachinger	611
Bertricher Bergquelle	601
Mergentheimer Wilhelmsquelle	546
Tarasper Bonifaziusquelle	505
Bockleter Stahlquelle	502
Schwalheimer Säuerling (Bad Nauheim)	444
Germeter Antoniusquelle	359
Dreiser Sprudel (Vulkaneifel)	323
Apollinaris (Bad Neuenahr)	299
Freyersbacher Sauerbrunnen	276
Hassia Sprudel (Bad Vilbel)	276
Vulkanquelle (Dreis/Eifel)	269
Nauheimer Ludwigsbrunnen	238
St.-Anna-Heilwasser (Bad Windsheim)	199
Schlossquelle Friedrichsroda	188
St.-Gero-Heilquelle (Gerolstein)	167
Nenndorfer Schwefelbrunnen	161
Driburger Grafenquelle	138
Gerolsteiner Stern	134
Sophienquelle (Bad Peterstal)	127
Tönissteiner Sprudel (Brohl)	62
Hochwaldsprudel (Schwollen)	58
Märkischer Mineralbrunnen (Potsdam)	58
Wildunger Georg-Viktor-Quelle	57
Lauchstädter Heilbrunnen (Bad Lauchstädt)	56
Driburger Caspar-Heinrich-Quelle	49
Gaensefurther Schloss Quelle	48
Spreequell (Berlin)	48

● **Natriumgehalt von Mineralwässern (Fortsetzung)**

	Na$^+$ (mg/l)
Schillerbrunnen Bad Lauchstädt	42
Schildetaler (Dodow)	29
Lamscheider Stahlbrunnen	30
Thüringer Waldquell (Schmalkalden)	28
Göppinger Sauerbrunnen	27
Werningeröder (Werningerode)	25
Brohler Oranienquelle	<23
Peterstaler Schwarzwaldperle (Stilles Wasser)	<23
Rietenauer Heiligenthalquelle	<23
Bergquelle Schwollen	<23
Waldquellwasser (Kirkel)	<23
Meinberger Neubrunnen	<23
Wildunger Reinhardsquelle	<23
Niedernauer Römerquelle	<23
Wernarzer Brunnen (Bad Brückenau)	<23
Selters, Staatl.	<23
Grüneberg (Grüneberg/Brandenburg)	20
Margonwasser (Müglitztal)	<23
Güstrower Schlossquell	<23
Himmelsberger (Jessen)	<23
Bad Brambacher	<23
Ileburger Sachsenquelle	<23
Lichtenauer (Niederlichtenau)	<23
Rennsteig Sprudel (Schmalkalden)	<23
Oppacher	<23
Glashäger (Bad Doberan)	<23
Prinzenburger Felsenquelle Karat (Wiesenburg)	<23
Bad Liebenwerda	<23
Contrex (Contrexéville)	<23
Perrier	<23
Vittel (Hauptquelle)	<23
Volvic	<23

Anhaltswerte zur Umrechnung von Kochsalz in Natrium und umgekehrt

1 g NaCl = 393,36 mg Na$^+$

1 g NaCl = 17,11 mvalNa$^+$

1 g Na$^+$ = 2,54 g NaCl

1 g Na$^+$ = 43,5 mvalNa$^+$

1 mvalNa$^+$ = 58,44 mg NaCl

1 mvalNa$^+$ = 22,99 mg Na$^+$

nach: Claus Arius, Mineralwasser, Heyne Verlag München 1999

● **Kräuter und Gewürze**

unbeschränkt

Anis	Koriander	Pfefferminze
Basilikum	Kresse	Piment
Beifuß	Kümmel	Pimpinelle
Bohnenkraut	Liebstöckel	Rosmarin
Borretsch	Lorbeer	Salbei
Chili	Majoran	Schnittlauch
Curry	Meerrettich	Thymian
Dill	Muskat	Vanille
Essig	Nelken	Wacholder
Estragon	Oregano	Zimt
Ingwer	Paprika	Zitrone
Kerbel	Petersilie	Zitronenmelisse
Knoblauch	Pfeffer	

vermeiden

Backpulver	Oliven
Brühwürfel	Senf
Maggiwürze	Tomatenmark
Mayonnaise	Tomatenketchup

Würzen statt salzen!

Speisepläne für Patienten mit chronischer Pankreatitis

● **Ernährungsplan für Patienten mit chronischer Pankreatitis**

Lebensmittel	Menge g	Energie kcal	Fett g	MCT g
1. Frühstück				
Weißbrot	80	190	1,4	–
MCT-Margarine	10	65	8,0	7,3
Marmelade	40	106	–	–
Magerquark	50	37	0,1	–
1. Zwischenmahlzeit				
Banane	150	122	0,3	–
2. Zwischenmahlzeit				
Fruchtjoghurt, fettarm	150	66	2,2	–
Mittagessen				
Putensteak, Brust	150	158	1,5	–
Reis	80	278	0,4	–
Zucchini, gedünstet	100	19	–	–
Tomate, gedünstet	100	17	0,2	–
MCT-Öl	5	38	5,0	4,8
1. Nachmittagsmahlzeit				
Milch, 1,5 % F	250	118	3,7	–
Vanillepudding	20	69	–	–
Zucker	20	80	–	–
2. Nachmittagsmahlzeit				
Weißbrot	40	95	0,7	–
MCT-Margarine	5	33	4,0	3,6
Honig	20	65	–	–
Abendessen				
Weißbrot	80	190	1,4	–
MCT-Margarine	10	65	4,0	7,3
Geflügelaufschnitt	30	32	1,4	–
Edamer, 30 % F	30	106	8,4	–
Spätmahlzeit				
Apfelmus, ungezuckert	200	158	0,4	–
Zucker	10	40	–	–
gesamt:		2147	43,1 (= 18 %)	23,0

● **Ernährungsplan für Patienten mit chronischer Pankreatitis**

Lebensmittel	Menge g	Energie kcal	Fett g	MUFS g	Chol. mg	Ballast. g
1. Frühstück						
Weizenkörner	40	122	0,8	0,5	–	4,1
Weizenkleie	20	35	0,8	0,4	–	9,6
Leinsamen	20	87	7,0	–	–	0,8
Vollkornhaferflocken	40	142	3,2	1,3	–	2,6
Orange	150	66	0,3	–	–	2,4
Naturjoghurt	150	66	2,3	–	7,5	–
Honig	20	65	–	–	–	–
2. Frühstück						
Vollkornbrot	50	104	0,7	0,2	–	3,8
Butter	5	38	4,1	0,1	12,0	–
Lachsschinken	30	45	0,9	–	25,5	–
Mittagessen						
Kartoffeln	250	178	0,3	–	–	6,3
Magerquark	200	146	0,6	–	2,0	–
saure Sahne, 10 % F	50	58	5,0	0,2	16,0	–
Tomate	100	17	0,2	–	–	1,8
Mais	50	55	0,7	–	–	1,0
Öl	5	45	5,0	3,1	–	–
Birne	50	23	0,2	–	–	1,0
Apfel	50	26	0,2	–	–	1,0
Orange	50	22	0,1	–	–	1,0
nachmittags						
Dickmilch, 3,5 % F	250	153	8,8	0,3	27,5	–
Weizenkleie	20	35	0,8	0,4	–	9,6
Honig	20	65	–	–	–	–
Abendessen						
Vollkornbrot	100	208	1,5	0,4	–	7,5
Butter	10	75	8,3	0,3	24,0	–
Camembert, 30 % F	60	124	7,9	0,2	22,8	–
Möhren	100	27	0,2	–	–	3,4
Sellerie	100	22	0,3	–	–	4,2
Öl	5	45	5,0	3,1	–	–
gesamt:		2094	65,2	10,5	137,3	60,1

Patientenselbsthilfe und Adressen

Viele der besprochenen Krankheiten sind chronisch und machen es erforderlich, dass der Betroffene lernt, mit der Erkrankung zu leben. Der unmittelbare Bezugspartner in dieser Situation ist der Hausarzt. Es hat sich aber gezeigt, dass solche Patienten auch Kontakt zu von der gleichen Erkrankung Betroffenen aufnehmen und im gegenseitigen Austausch von Erfahrungen und praktischen Hinweisen das Ziel, mit der Krankheit zu leben, schneller und besser erreichen, als dies allein durch das Gespräch mit dem Arzt möglich ist. Aus dieser Erfahrung heraus haben sich Selbsthilfegruppen mit loser oder unterschiedlich fester Organisation gebildet. Der Selbsthilfegedanke, also die gemeinsame Umsetzung der ärztlichen Empfehlungen in die Praxis, findet in dieser Form bei der Ärzteschaft Anerkennung und Unterstützung.

Im Rahmen der Hilfe zur Patientenselbsthilfe hat die **Falk Foundation e.V., Postfach 65 29, 79041 Freiburg/Brsg.**, eine Patientenbroschüre zusammengestellt, die auf Anforderung erhältlich ist und übergeordnete und regionale Ansprechpartner für Leber-, Galle- und Pankreaserkrankte erfasst. Betroffene, die an Selbsthilfe in ihrem Bereich interessiert sind, sollten sich diese Broschüre besorgen und persönlichen Nutzen daraus ziehen.

Auch von anderer Seite der pharmazeutischen Industrie gibt es Angebote zur Patienteninformation, so z. B. im Internet unter www.essex.hepatologie.de.

Bei Fragen zur Diätetik gibt kompetenten Rat die örtliche oder überörtliche Vertretung der **Deutschen Gesellschaft für Ernährung, Godesberger Allee 18, 53175 Bonn, Tel. 02 28–3 77 66 00**. Bei Erkrankungen der Bauchspeicheldrüse sei hingewiesen auf den **Arbeitskreis der Pankreatektomierten e.V., Krefelder Straße 52, 41539 Dormagen**, der sich allerdings speziell mit Patienten befasst, bei denen die Bauchspeicheldrüse operativ entfernt wurde, aber im Konzept auch den Bereich der chronischen Pankreaserkrankungen im Sinne des Selbsthilfegedankens betreut.

Weitere Patientenbroschüren zum Thema »Leber« können Sie über die **Deutsche Leberhilfe e.V., Luxemburger Str. 150, 50937 Köln, Tel. 02 21–2 82 99 80** beziehen (Internet: www.leberhilfe.org).

Betroffene mit Hepatitis-C haben sich organisiert und eine bundesweite Hilfsorganisation aufgebaut. Die Anschrift lautet: **Bundesverband »Selbsthilfegruppen Hepatitis C« e.V., Ensingerstr. 25, 89073 Ulm, Tel. 07 31–6 02 67 19, Homepage: http://www.hcv-shg-bund.de.** Regionale Gruppen sind dort zu erfragen.

Kontakte zu Selbsthilfegruppen vermittelt auch die **Selbsthilfe-Kontakt- und Informationsstelle (SEKIS), Albrecht-Achilles-Str. 65, 10709 Berlin, Tel. 0 30–8 92 66 02, Hompage: http://www.sekis-berlin.de.**

Es sei aus ärztlicher Erfahrung gesagt, dass Patienten, die derartige Kontakte aufnehmen, gut beraten sind, wenn sie diese ihrem behandelnden Arzt kundtun und mit ihm besprechen. Das wechselseitige Miteinander im Bemühen zur Lösung der gesundheitlichen Problematik gelingt dann schneller und leichter.

Schlusswort

Der vorliegende Ratgeber enthält eine Menge an Informationen über Art und Ursache unterschiedlicher Erkrankungen der Leber, der Galle und der Bauchspeicheldrüse. Derart erkrankte Patienten werden manche Antwort finden auf Fragen, die sie bewegen. Diese Informationen werden zu einem besseren Verständnis ihrer Erkrankung führen, aber meistens nicht das Gespräch mit dem behandelnden Arzt ersetzen. Es wird auch deutlich geworden sein, dass die Beherrschung ihrer Krankheit nicht allein durch ärztliches Handeln möglich ist, sondern ebenso durch eigenes Zutun.

Fremdwörterverzeichnis

akut (lat.)
scharf, heftig; akute Krankheiten: schnell entstehend und rasch verlaufend, im Gegensatz zu chronischen

Anamnese
Befragung des Patienten zu seinem Befinden und zu seiner Krankengeschichte

Bilirubin (lat.)
Gallenfarbstoff

Biopsie (griech.)
Besichtigung eines lebenden Organs

Blutserum
Blutflüssigkeit

chronisch (griech.)
längere Zeit dauernd, langwierig

Dekompensation (lat.)
mangelhafte Ausgeglichenheit

Depot (franz.)
Aufbewahrungsort

Diabetes
Zuckerkrankheit

Diagnose (griech.)
Erkennung, Bestimmung

Duodenum (lat.)
Zwölffingerdarm

Dyskinesie
Bewegungsstörung

Elektrophorese
Trennung der einzelnen Eiweißmoleküle des Blutserums durch elektromagnetische Prinzipien

Enzym
siehe Fermente

Epidemie
Massenerkrankung

Fermente (lat.)
Stoffe, die andere Substanzen zu zersetzen imstande sind, sich selbst dabei aber nicht verändern

Hepatitis (griech.)
Leberentzündung

Hyperbilirubinämie
Vermehrung des Gallenfarbstoffs im Blut

Infusion (lat.)
Eingießung (oder Einträufelung) von Medikamenten in das Blutsystem (intravenös), unter die Haut (subkutan) oder auch in den Darm (duodenal)

Ikterus
Gelbsucht

Immunologie
Lehre von der körpereigenen Krankheitsabwehr

Immunsuppression
Abwehrunterdrückung

Intervallstadium
Zwischenstadium

Kolik (griech.-lat.)
heftiger, krampfartiger Bauchschmerz

Koma (lat.)
Zustand von Bewusstseinstrübung

Kompensationsstadium (lat.)
Zustand des Ausgeglichenseins

Konsistenz (lat.)
Grad der Dichte (Weichheit) eines Organs (oder einer Flüssigkeit)

Konstitution (lat.)
(Körper-)Verfassung

Kontraktion
Zusammenziehung

Kortison
Nebennierenrindenhormon

Laparoskopie (griech.)
Bauchspiegelung

latent
verborgen, unter der Decke schlummernd

Leberpunktion
Entnahme eines kleinen Gewebezylinders aus der Leber

Nekrose (griech.)
der lokale Gewebstod, d. h. das Absterben eines Gewebeteils im lebenden Körper

Ösophagus
Speiseröhre

Pankreas
Bauchspeicheldrüse

Parenchym (griech.)
das Gewebe im Inneren weicher Organe (Leber, Niere), welches die eigentlichen Funktionen des Organs erfüllt

pathologisch (griech.)
krankhaft

Pfortader (Vena portae)
sammelt das venöse Blut aus dem Darmgebiet

posthepatisch
Folgezustand nach Leberentzündung

Prognose
Voraussage des Krankheitsverlaufs

Psychosomatik
Lehre von seelisch bedingten körperlichen Leiden

Regeneration
Wiedererzeugung, Ersatz verloren gegangener Zellen

Rekonvaleszent
ein Patient in der Erholungsphase

resorbieren (lat.)
aufsaugen

Shunt-Anastomose
künstliche Gefäßumleitung

spezifisch (lat.)
eine Eigenschaft, die bezeichnend für die Tätigkeit eines Organs ist

Stagnation
Stauung, Stillstand

Symptom (griech.)
Krankheitszeichen

Therapie
Behandlung

Transaminase
Enzym, welches die Übertragung einer chemischen Gruppe (Aminogruppe) von einer Substanz auf eine andere bewirkt

Stichwortverzeichnis

■ **Notizen**

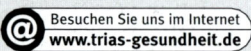
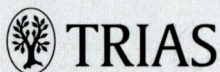

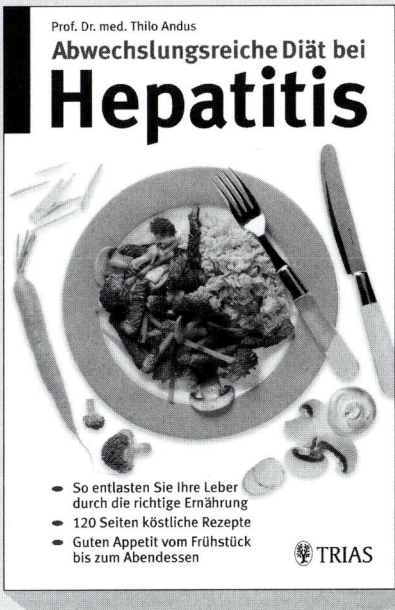
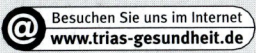
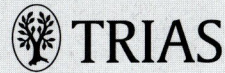